CB047189

Cirurgia Plástica Facial

Em Realidade Aumentada

Thieme Revinter

Cirurgia Plástica Facial

Em Realidade Aumentada

Elen De Masi
Formada em Medicina (Otorrinolaringologia) pela Universidade Federal do Paraná (UFPR)
Fellow na Case Western University - Cleveland, Ohio
Mestre em Clínica Cirúrgica pela PUC-PR
Doutora em Clínica Cirúrgica pela UFPR

Lessandro Martins
Médico Especialista em Otorrinolaringologia e Plástica Facial pela Universidade Federal de Uberlândia (UFU)
Delegado Brasileiro da Sociedade Panamericana de Plástica Facial

Thieme
Rio de Janeiro • Stuttgart • New York • Delhi

Dados Internacionais de Catalogação na Publicação (CIP)

M397c

Masi, Elen de
  Cirurgia Plástica Facial: Em Realidade Aumentada/Elen de Masi – 1. Ed. – Rio de Janeiro – RJ: Thieme Revinter Publicações, 2021.

  100 p.: il; 16 x 23 cm.
  Inclui Índice Remissivo e Bibliografia.
  ISBN   978-65-5572-072-3
  eISBN 978-65-5572-073-0

  1. Cirurgia Plástica Facial. 2. Ritidoplastia Facial. 3. Otorrinolaringologia. I. Título.

CDD: 617.95
CDU: 616-089.844

Contato com a autora:
ecdemasi@netuno.com.br

Projeto de Realidade Aumentada:
Mauro Castro – Motion Designer em parceria com o NEP – Núcleo de Ensino e Pesquisa do Hospital IPO
Ilustrações: Fabíola Lupion
Tecnologia: Soterotech

© 2021 Thieme. Todos os direitos reservados.

Thieme Revinter Publicações
Rua do Matoso, 170
Rio de Janeiro, RJ
CEP 20270-135, Brazil
http://www.ThiemeRevinter.com.br

Thieme USA
http://www.thieme.com

Capa: © Thieme
Imagem da Capa: Fabíola Lupion

Impresso no Brasil por Forma Certa Gráfica Digital Ltda.
5 4 3 2 1
ISBN 978-65-5572-072-3

Também disponível como eBook:
eISBN 978-65-5572-073-0

Nota: O conhecimento médico está em constante evolução. À medida que a pesquisa e a experiência clínica ampliam o nosso saber, pode ser necessário alterar os métodos de tratamento e medicação. Os autores e editores deste material consultaram fontes tidas como confiáveis, a fim de fornecer informações completas e de acordo com os padrões aceitos no momento da publicação. No entanto, em vista da possibilidade de erro humano por parte dos autores, dos editores ou da casa editorial que traz à luz este trabalho, ou ainda de alterações no conhecimento médico, nem os autores, nem os editores, nem a casa editorial, nem qualquer outra parte que se tenha envolvido na elaboração deste material garantem que as informações aqui contidas sejam totalmente precisas ou completas; tampouco se responsabilizam por quaisquer erros ou omissões ou pelos resultados obtidos em consequência do uso de tais informações. É aconselhável que os leitores confirmem em outras fontes as informações aqui contidas. Sugere-se, por exemplo, que verifiquem a bula de cada medicamento que pretendam administrar, a fim de certificar-se de que as informações contidas nesta publicação são precisas e de que não houve mudanças na dose recomendada ou nas contraindicações. Esta recomendação é especialmente importante no caso de medicamentos novos ou pouco utilizados. Alguns dos nomes de produtos, patentes e design a que nos referimos neste livro são, na verdade, marcas registradas ou nomes protegidos pela legislação referente à propriedade intelectual, ainda que nem sempre o texto faça menção específica a esse fato. Portanto, a ocorrência de um nome sem a designação de sua propriedade não deve ser interpretada como uma indicação, por parte da editora, de que ele se encontra em domínio público.

Todos os direitos reservados. Nenhuma parte desta publicação poderá ser reproduzida ou transmitida por nenhum meio, impresso, eletrônico ou mecânico, incluindo fotocópia, gravação ou qualquer outro tipo de sistema de armazenamento e transmissão de informação, sem prévia autorização por escrito.

AGRADECIMENTOS

Agradeço a todos aqueles que nos deram suporte para que este livro se materializasse, em especial ao Dr. João Luiz Garcia de Faria, ao NEP do Hospital IPO e ao *motion designer* Mauro Castro, que deram suporte e apoio. Aos colegas que ajudaram na concepção desta obra, Drs. Carlos Alberto Caropreso, Carlucio Ragognete, Fabiola Lupion, Flavia De Masi, José Carlos Martins Neves, José Antonio Patrocinio, Lessandro Martins e Roberta De Masi.

APRESENTAÇÃO

Este livro descreve a cirurgia de ritidoplastia facial através da técnica de plano profundo relatada pela brilhante Dra. Elen Carolina David João De Masi. Ele resume as experiências e conhecimentos da cirurgiã, bem como os de seus colegas.

PREFÁCIO

O inexorável "Envelhecimento" acompanha a vida, e sua evidência já não se expõe pela cronologia da idade, e sim pela aparência física com que nos apresentamos.

Não se constitui em manifestação de vaidade a busca por um aspecto jovem e saudável, mas sim um estado de sentir-se bem consigo mesmo e com o meio em que se vive.

A visão facial é o item primeiro e mais importante na interação das pessoas, sendo também o foco dos primeiros procedimentos na prevenção ou minimização do aspecto envelhecido. E, como sabemos, com o passar dos anos, as estruturas superficiais e profundas da face sofrem progressivas modificações em seus diversos estratos. A pele adelgaça e perde elasticidade, os coxins de gordura hipotrofiam, os ossos reabsorvem e remodelam o formato, fáscias, músculos e ligamentos perdem tonicidade.

As tentativas médicas e cosméticas para resgatar a jovialidade facial devem passar pela compreensão da fisiologia do envelhecimento, o que enseja o tratamento adequado a cada uma das citadas estruturas.

Os procedimentos cirúrgicos de "Rejuvenescimento Facial", representados basicamente pela **ritidoplastia**, têm uma história de aproximadamente 100 anos, começando pela ressecção de pele e seguindo por progressivos aprofundamentos nas estruturas subcutâneas. Etapa marcante foi o tratamento do Sistema Músculo Aponeurótico Superficial, SMAS, desde sua simples plicatura até sua forma "estendida" e que representa ainda a maioria das alternativas cirúrgicas.

Na "Dinâmica da Medicina" como nas demais áreas, a evolução e o conhecimento sempre buscam melhores resultados. Na ritidoplastia, surge como último aprimoramento o "***deep plane***" cuja técnica e avaliação estão detalhadas nos capítulos que se seguem neste "manual prático", com o recurso da Realidade Aumentada, proporcionando aos colegas já experientes ou aos que se iniciam preciosas informações inerentes.

Elen Carolina David João De Masi, *Artífice* desta obra, nos honra sobremaneira pela oportunidade de poder referendar este trabalho, fruto de seu peculiar perfil humanístico, profissional, de pesquisadora, de apurada técnica e, sobretudo, de professora, sempre compartilhando sua experiência e conhecimentos buscados incessantemente nas fontes mais diferenciadas, sem medida de tempo e distância.

Paranaense de origem, graduou-se pela Universidade Federal do Paraná (UFPR), tendo lá cumprido pós-graduação em Otorrinolaringologia e doutorado em Clínica Cirúrgica, com prévio mestrado também em Clínica Cirúrgica na PUC-PR.

PREFÁCIO

Em sua prática profissional, desde os primórdios, incorporou a **Cirurgia Plástica Facial** frequentando inúmeros cursos e estágios de pós-graduação com os mais distinguidos mestres nacionais e internacionais, chegando ao aprimoramento para atingir o atual nível de excelente cirurgiã.

Soma ainda sua incondicional solidariedade com os colegas, tanto no setor associativo como nas atividades acadêmicas, estando em permanente disposição.

No seu legado familiar, continua seu culto à Arte Médica, tendo duas filhas exercendo a Otorrinolaringologia e Cirurgia Plástica, respectivamente.

Cumprimentos e gratidão à Dra. Elen por sua valiosa contribuição a nós, colegas.

Wilson Dewes
Especialista em Otorrinolaringologia com Área de Atuação em Cirurgia Craniofacial
Fundador Ex-Presidente da Fundação para Reabilitação de Deformidades Craniofaciais
(FUNDEF- Lajeado/RS)

COLABORADORES

CARLOS ALBERTO CAROPRESO
Médico Chefe do Serviço de Cirurgia Plástica da Face da Disciplina de Otorrinolaringologia de Medicina da Universidade de São Paulo (USP)
Doutor em Medicina pela Faculdade de Medicina da USP

CARLUCIO RAGOGNETE
Médico Otorrinolaringologista pela UNIVAS – Pouso Alegre, MG
Membro Titular da Associação Brasileira de Otorrinolaringologia e Cirurgia Cervico-Facial (ABORL-CCF)
Coordenador do Iface – Curso de Anatomia Facial e Atenção para Procedimentos Estéticos na Universidade de Lisboa e Coimbra, Portugal

FABIOLA LUPION
Cirurgiã Geral pelo Hospital das Clínicas da Universidade Federal do Paraná (HC-UFPR)
Cirurgiã Plástica pelo HC-UFPR

FLAVIA DE MASI
Cirurgiã Plástica pelo Hospital das Clínicas da Universidade Federal do Paraná (HC-UFPR)
Especialista em Cirurgia Craniomaxilofacial no Hospital do Trabalhador Curitiba, PR

FLAVIA LIRA DINIZ
Otorrinolaringologista pela Associação Brasileira de Otorrinolaringologia e Cirurgia Cervico-Facial (ABORL-CCF)
Fellowship em Cirurgia Plástica da Face pela Faculdade de Medicina da Universidade de São Paulo (FMUSP)
Pós-Graduada em Dermatologia pela Associação Brasileira de Dermatologia Clínico Cirúrgica (SBDCC)
MBA Em Gestão de Clínica e Hospitais pela Fundação Getúlio Vargas (FGV-SP)

INGRID H. L. CÂNCIO
Médica Otorrinolaringologista com *Fellowship* em Cirurgia Plástica da Face pela Disciplina de Otorrinolaringologia da Faculdade de Medicina da Universidade de São Paulo (FMUSP)
Assistente do Serviço de Cirurgia Plástica da Face da Disciplina de Otorrinolaringologia da FMUSP

JOSÉ CARLOS MARTINS NEVES
Médico Otorrinolaringologista e Cirurgião Plástico Facial – Lisboa, Portugal

JOSE ANTONIO PATROCINIO
Médico Otorrinolaringologista pela Universidade Federal do Paraná (UFPR)
Mestre e Doutor em Otorrinolaringologia pela Escola Paulista de Medicina (EPM)
Professor Titular de Otorrinolaringologia pela Universidade Federal de Uberlândia (UFU)

COLABORADORES

LUCAS PATROCINIO
Médico Otorrinolaringologista
Professor de ORL da Universidade Federal de Uberlândia (UFU)
Doutor em Ciências de Saúde pela FAMERP

REBECA S. LOUREIRO
Médica Otorrinolaringologista com *Fellowship* em Cirurgia Plástica da Face pela Disciplina de Otorrinolaringologia da Faculdade de Medicina da Universidade de São Paulo (FMUSP)
Preceptora Atual do *Fellowship* de Cirurgia Plástica da Face da Disciplina de Otorrinolaringologia da FMUSP

ROBERTA D. J. DE MASI
Especialista em Otorrinolaringologia pela Universidade Federal do Paraná (UFPR)
Fellowship em Otorrinolaringologia do Hospital IPO

TOMAS PATROCÍNIO
Médico Otorrinolaringologista
Doutor em Ciências de Saúde pela Faculdade de Medicina de São José do Rio Preto
Título em Cirurgia Plástica da Face pelo Board Internacional (IBCFPRS)

WILSON DEWES
Especialista em Otorrinolaringologia com Área de Atuação em Cirurgia Craniofacial
Fundador Ex-Presidente da Fundação para Reabilitação de Deformidades Craniofaciais (FUNDEF- Lajeado/RS)

INTRODUÇÃO

O envelhecimento facial é um processo gradual, complexo e multifatorial. É o resultado de alterações nas qualidades, volume e posição dos tecidos faciais. O rejuvenescimento facial de aparência natural e bem-sucedida requer uma compreensão completa da anatomia dos tecidos faciais e da interação complexa das forças intrínsecas e extrínsecas do envelhecimento, pois elas criam a fisiopatologia do envelhecimento da face.

A face é uma estrutura laminar, composta de várias camadas, incluindo pele, gordura subcutânea, gordura superficial compartimentada, sistema músculo aponeurótico superficial (SMAS), musculatura mimética e mastigatória, compartimentos de gordura profunda e inúmeras estruturas neurovasculares. Todas essas estruturas de tecidos moles sobrecarregam a estrutura esquelética facial, que também evolui com a idade. Os fatores mais significativos que desempenham um papel no envelhecimento facial parecem ser exposição à radiação UV, gravidade, tabaco, remodelação esquelética, alterações hormonais e redistribuição e atrofia do compartimento de gordura.

Em um rosto jovem, há um fluxo homogêneo de uma subunidade para outra; as transições entre as regiões faciais são suaves e conectadas com curvas suaves, concavidades e convexidades. A pele é lisa e sem descoloração ou rítides. A plenitude da gordura subcutânea fornece uma suavidade e desfoca a distinção das estruturas subjacentes individuais. Os compartimentos de gordura superficial parecem homogêneos no exame topográfico. O esqueleto facial serve como base para a estrutura facial, mas não é facilmente identificado no exame visual.

Com o envelhecimento, há uma perda topográfica de projeção e definição da linha da mandíbula posterior. Isso cria uma região achatada e deprimida que obscurece a distinção visual do rosto e do pescoço. Além disso, a ptose da gordura da mandíbula e o afrouxamento gravitacional dos ligamentos cutâneos massetéricos resultam nas alterações da pele e do tecido celular subcutâneo que cobrem o corpo mandibular e a borda mandibular anterior, limitando sua visibilidade. Essas alterações posteriores e anteriores criam um contorno irregular da linha da mandíbula, que se torna quase sinusoidal em sua aparência. A definição entre rosto e pescoço fica obscurecida, quando comparada ao arco mandibular limpo e nítido e convexo visto na juventude.

A precisão na cirurgia estética depende não apenas das habilidades técnicas do cirurgião, mas igualmente do conhecimento detalhado do cirurgião em anatomia.

No início do século XX, os estudos para rejuvenescimento facial cirúrgico se intensificaram, e em 1916 foi descrita a técnica de Lexer, que seria o descolamento e redirecionamento da pele (ritidectomia subcutânea). Em 1968, Tord Skoog, um cirurgião sueco, desenvolveu um retalho de pele para elevar o platisma da face inferior e pescoço, sem descolar o músculo da pele. Em 1976, Mitz e Peronie descreveram detalhadamente o complexo músculo e fáscia da face inferior chamado SMAS; depois dessa publicação, várias técnicas envolvendo o SMAS foram desenvolvidas. Em 1984, Sam Hamra descreveu a técnica triplano ritidectomia, que incorpora a técnica de Skoog e amplia a dissecção da pele no terço superior. Em 1986, Hamra iniciou os estudos da dissecção dos planos profundos, verificando que a inervação dos músculos zigomáticos maior e menor é derivada das suas superfícies inferiores, tornando a dissecção na porção superior mais segura. Esta dissecção pré-zigomática que envolve a dissecção triplano foi chamada de ritidectomia de plano profundo, oficialmente descrita e apresentada em 1988 e publicada em 1990. A técnica original de Sam Hamra descreveu uma dissecção do ângulo da mandíbula ao orbicular do olho. Hamra descreveu corretamente as vantagens da dissecção de plano profundo na capacidade do retalho de suportar uma tração substancial sem criar tensão não natural ou distorção comumente vista em procedimentos SMAS. Ele também observou que essa abordagem possibilitou o acesso direto e a lise do ligamento zigomático, um importante ligamento de retenção facial. Isso permite a melhor mobilização do envelope de tecido superficial, contendo a maior parte da gordura facial, sem a necessidade de tensão superficial. Estudo cadavérico detalhado de Rohrich e Pessa, do envelope de tecido superficial, validou ainda mais as bases anatômicas que sustentam a técnica de plano profundo. Sua dissecção demonstrou que o envelope de tecido superficial, o SMAS para a pele, consistia em compartimentos de gordura divididos por septações fibrosas. Esses septos fornecem suprimento vascular e estrutural e suporte. É importante ressaltar que essas conexões septais explicam porque manter o envelope de tecido superficial intacto cria uma vantagem mecânica que permite tração na camada (SMAS/platisma) para mobilizar toda a unidade anatômica sem criar tensão superficial. Todos os procedimentos SMAS separam essa relação anatômica, eliminando assim tal vantagem mecânica. O objetivo do rejuvenescimento facial é reduzir ao máximo a redundância de tecido sem criar tensão.

Ainda mais evidências em apoio foram fornecidas em estudo de Litner e Adamson's. Eles compararam as técnicas de ritidectomia de SMAS com ritidectomia de plano profundo no mesmo paciente e do mesmo lado por medição de redundância criada, e objetivamente foi definida a superioridade da ritidectomia de plano profundo. Avanços técnicos adicionais não descritos originalmente ocorreram posteriormente, permitindo-nos abordar outros componentes do envelhecimento, bem como aumentar o grau e a longevidade do resultado estético. Esses avanços também estão relacionados ao acesso proporcionado pela dissecção de plano profundo para tratar outros componentes do envelhecimento ou aumentando a dissecção do retalho subSMAS/platisma e liberando ligamentos faciais adicionais, aumentando o grau e a extensão do reposicionamento e excisão dos tecidos moles. Recontamos as múltiplas vantagens dessa abordagem.

Primeiro, o plano profundo permite avaliação direta e tratamento de questões mais profundas do envelhecimento, como pseudo-herniação de gordura bucal para o tratamento da papada. Em segundo lugar, o procedimento otimiza a mobilização médio-facial; já que o SMAS é contíguo ao músculo platisma no pescoço, a mobilização subSMAS da face média e a ressuspensão superolateral da unidade SMAS/platisma proporcionam significativo rejuvenescimento do pescoço de longa duração. Terceiro, a dissecção prolongada do subplatisma abaixo da mandíbula e a liberação seletiva do ângulo da mandíbula e ligamentos de retenção cervicais podem ser incluídas para um tratamento mais agressivo do pescoço.

INTRODUÇÃO

Quarto, por causa das variações no *design* e no acesso do retalho, o contorno facial pode ser controlado por meio de volumização para aumentar a largura malar e/ou diminuir a largura da metade da face inferior pelos tecidos moles, bem como pelo contorno da hipertrofia da parótida.

Quinto, uma vez que a ressuspensão do retalho de plano profundo confina a tensão ao platisma/fáscia SMAS, esta técnica é preferível para procedimentos de ritidectomia de revisão em que devemos evitar ou reverter a tensão da pele, fundamental para o sucesso do procedimento. Sexto, uma vez que a dissecção é realizada em um plano relativamente avascular, e o tecido mole mobilizado é bem vascularizado, os hematomas são minimizados, e os parâmetros da cicatrização são otimizados. Isso permite candidatos como fumantes e diabéticos serem considerados sob certas circunstâncias. Finalmente, a pele fica livre de tensão, e o fechamento minimiza complicações e garante maior durabilidade do rejuvenescimento natural.

SUMÁRIO

1 PLANOS DE DISSECÇÃO PARA PROCEDIMENTOS DE RITIDECTOMIA 1
Procedimento – Mudança Anatômica 1

2 AVALIAÇÃO PRÉ-OPERATÓRIA 5
Avaliação do Paciente 5
Princípios Anatômicos e Cirúrgicos 5
Complicações 7

3 ANATOMIA DA FACE 9
Pele 9
Tecido Celular Subcutâneo (TCSC) 9
Tecido Ósseo 9
Nervos 10
Vascularização 15
Músculos 15
Ligamentos Retentores da Face 17
Glândulas 18
SMAS 18

4 TÉCNICA CIRÚRGICA DO SMAS ESTENDIDO 21
Técnica Cirúrgica – SMAS Estendido 22
Conclusão 25

5 SEQUÊNCIA CIRÚRGICA *DEEP PLANE FACELIFT* 27
Passo 1 — Incisão 30
Passo 2 — Descolamento de Pele 33
Passo 3 — Entrada no Plano Profundo 38
Brow Lift 41
Pescoço e Mento 41
Passo 4 — Pescoço e Mento 45
Passo 5 — Sutura do Plano Profundo 49
Fechamento 50
Passo 6 — Retirada do Excesso de Pele e Fechamento 52

6 COMPLICAÇÕES DO *DEEP PLANE FACELIFT* 55
Hematoma/Seroma 55
Complicações da Cicatrização 56
Lesões do Nervo Facial 56
Alopecia 57
Anestesia ou Hipoestesia 57
Fístula Parotídea 57
Conclusão 57

7 ABORDAGEM E PAPEL DOS PROCEDIMENTOS FACIAIS PARA COMPLEMENTAÇÃO DO *LIFTING* FACIAL 59
Cuidados com a Pele 59
Preenchimentos Injetáveis em Plástica Facial 62
Materiais Absorvíveis 62
Materiais Não Absorvíveis 67
Laser em Cirurgia Plástica da Face 67
Bibliografia 70
Leituras Sugeridas 71

BIBLIOGRAFIA 73
LEITURAS SUGERIDAS 75
ÍNDICE REMISSIVO 77

PLANOS DE DISSECÇÃO PARA PROCEDIMENTOS DE RITIDECTOMIA

CAPÍTULO 1

PROCEDIMENTO – MUDANÇA ANATÔMICA

- *Ritidectomia subcutânea (Fig. 1-1)*: descolamento e redução do excesso de pele.
- *Ritidectomia subcutânea usando técnica de SMAS (Fig. 1-2)*: redução da pele e reposicionamento do platisma através apenas de sutura do SMAS ou smasectomia, em que se retira uma fita do SMAS e se reposiciona o mesmo (plicatura do SMAS, retalho curto e retalho longo do SMAS).
- *Ritidectomia em plano profundo (Fig. 1-3)*: redução da pele, liberação do SMAS – Liberação dos ligamentos zigomáticos e massetéricos.
- *Ritidectomia composta (Fig. 1-4)*: redução do excesso de pele, reposicionamento do platisma, reposicionamento da gordura malar e reposicionamento orbicular.

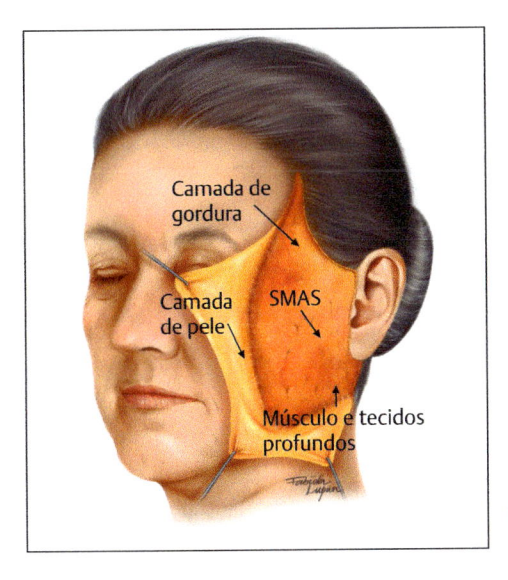

Fig. 1-1. Ritidoplastia subcutânea. (Desenho de Fabiolo Lupion.)

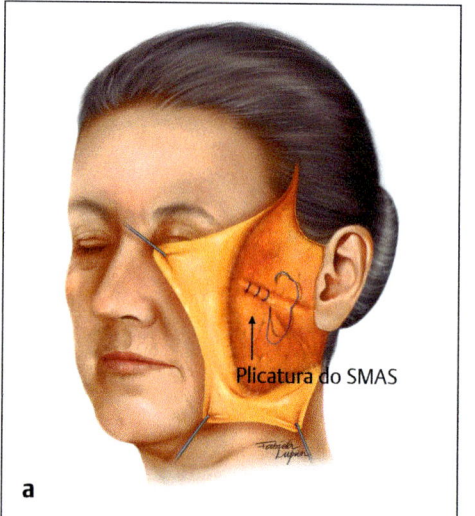

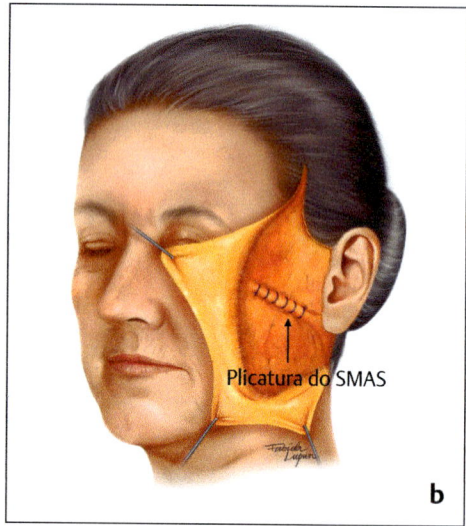

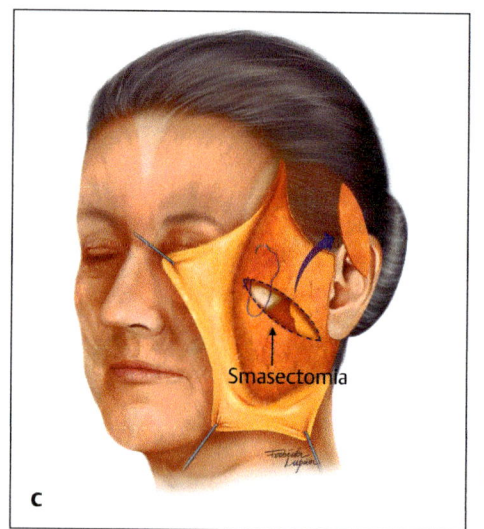

Fig. 1-2. (**a**, **b**) Plicatura do SMAS. (**c**) Retirada de uma fita de SMAS, smasectomia. (Desenho de Fabioloa Lupion.)

PLANOS DE DISSECÇÃO PARA PROCEDIMENTOS DE RITIDECTOMIA

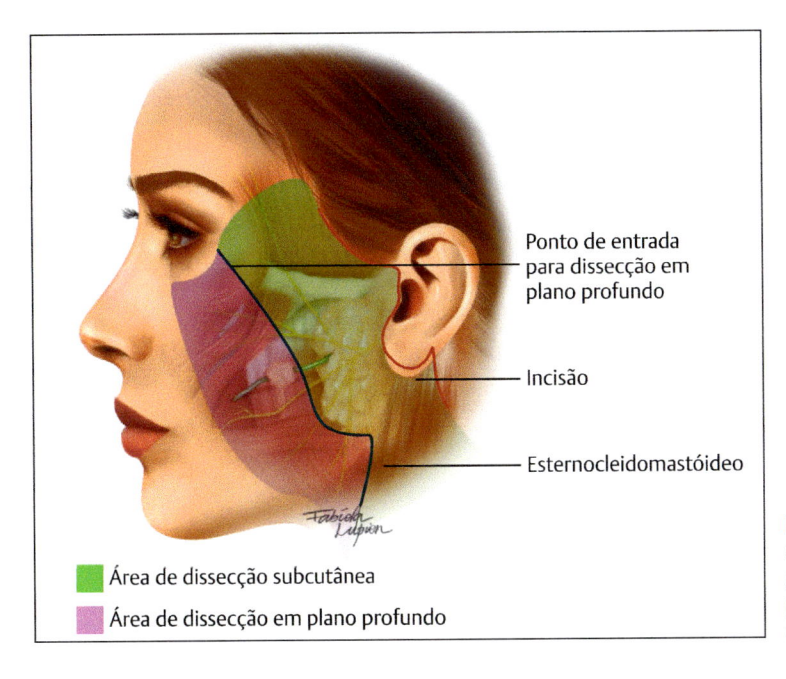

Fig. 1-3. Áreas de dissecção do *deep plane*, subcutâneo e profundo. (Desenho de Fabiola Lupion.)

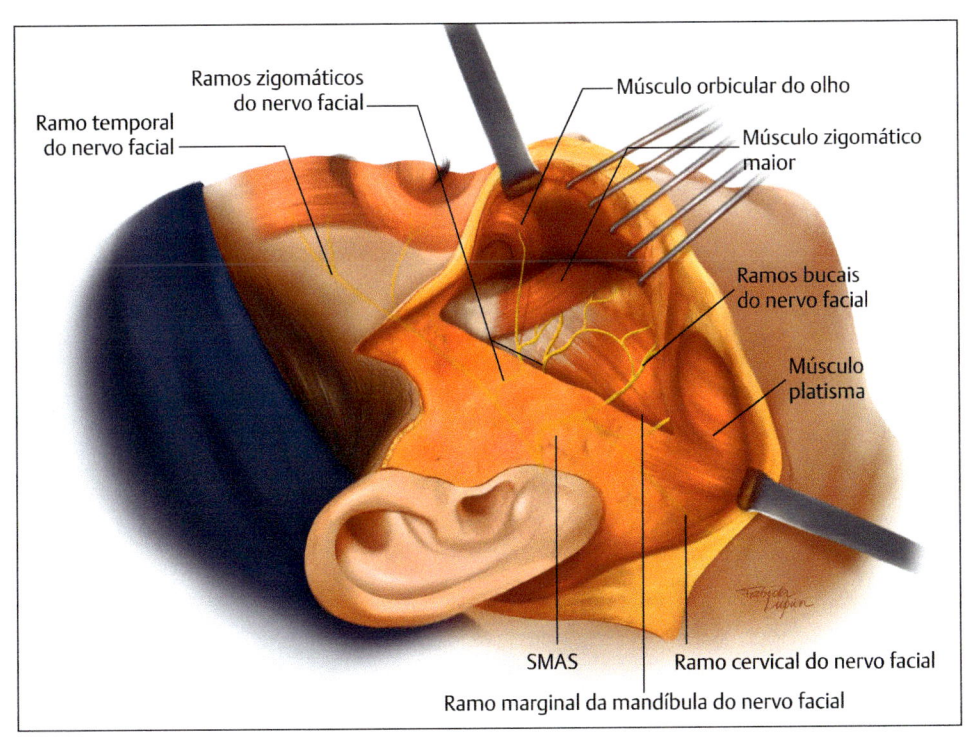

- Área de dissecção subcutânea
- Área de dissecção em plano profundo

Ponto de entrada para dissecção em plano profundo
Incisão
Esternocleidomastóideo

Ramo temporal do nervo facial
Ramos zigomáticos do nervo facial
Músculo orbicular do olho
Músculo zigomático maior
Ramos bucais do nervo facial
Músculo platisma
SMAS
Ramo cervical do nervo facial
Ramo marginal da mandíbula do nervo facial

Fig. 1-4. Ritidoplastia composta. (Desenho de Fabiola Lupion.)

AVALIAÇÃO PRÉ-OPERATÓRIA

CAPÍTULO 2

AVALIAÇÃO DO PACIENTE
- História médica: avaliar histórico de doenças cardiovasculares, ou outras doenças crônicas, uso de medicações, tabagismo, etilismo, síndrome dos olhos secos e uso de lente de contato.
- Avaliação física: três fatores são fundamentais: perda da angularidade juvenil do pescoço, uma quebra no queixo reto e mudanças na prega nasolabial. Avaliar as pálpebras, excesso de gordura orbital, esclero *show* e deformidades da prega nasojugal. Avaliar as variações anatômicas irá determinar o tipo de procedimento a ser realizado nas pálpebras inferiores. Para cirurgia da região frontal, avaliar a posição do supercílio, a altura da região frontal e as rugas verticais e horizontais. Os vetores da face são fatores de avaliação do rejuvenescimento e do posicionamento das estruturas da face. Avaliar cirurgias anteriores, para evitar complicações. A área malar requer muita atenção, presença de bolsas malares ou *festoun* implica na flacidez do músculo orbicular. Avaliar o pescoço, verificar o grau de excesso de gordura, músculo e flacidez de pele, queixo de bruxa e se é necessário aumentar ou diminuir a região mentoniana. Explicar para o paciente que a face envelhece como um todo e que não vale a pena operar por partes, pois o resultado não será o ideal, avaliar envelhecimento da pele, ritides e, se necessário, usar procedimentos auxiliares como *peelings*, *lasers* e preenchimentos com gordura. Obter fotos pré e pós-operatórias, consentimento informado e contrato cirúrgico. Orientar o paciente sobre o pós-operatório, com cuidados até 30 dias para voltar às atividades normais, e o resultado, que será melhor após 6 meses da cirurgia.
- Anestesia local com sedação, salvo em algumas exceções, em que será aplicada anestesia geral.

PRINCÍPIOS ANATÔMICOS E CIRÚRGICOS
1. Vetores do envelhecimento (Fig. 2-1).
2. Vascularização: artérias facial, angular e orbital inferior.
3. Remoção de gordura: não realizar muita lipossucção porque pode alterar a anatomia, retirar a gordura sob visualização direta.
4. Músculo orbicular do olho: se houver muita frouxidão, este deve ser reposicionado na eminência malar; se necessário, retirar o excesso de músculo da borda das porções inferior e superior. Na ritidectomia de plano profundo, há um encurtamento da distância da borda ciliar à borda inferior do músculo orbicular. As deformidades do sulco nasojugal podem ser corrigidas com reposicionamento de gordura orbicular,

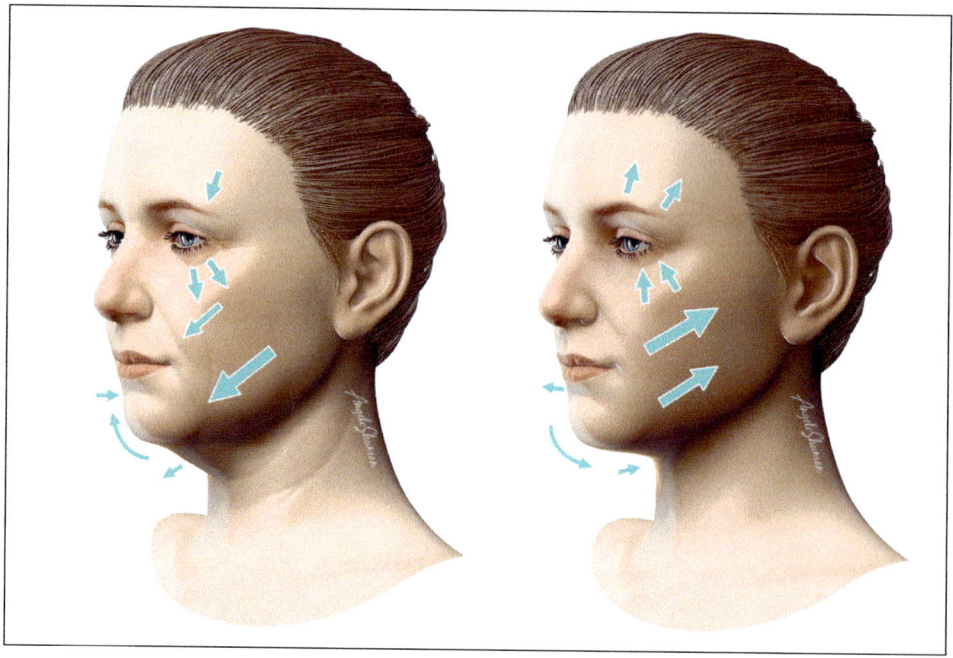

Fig. 2-1. Vetores de envelhecimento da face.

preenchimento de gordura e aplicação de outro produto absorvível. No esclero *show*, fazer a cantopexia, tarsal *strip* ou cantotomia.
5. Região frontal: frontoplastia endoscópica, com 5 incisões – uma central e duas de cada lado; descolamento subperiosteal na região central e interfascial nas regiões laterais da região frontal, liberação do ligamento orbital, fixação das suturas com *nylon* 4-0 no periósteo na região central e na região da gálea, e fáscia profunda na região lateral da fronte.
6. Pescoço: o envelhecimento do pescoço ocorre pela ptose dos componentes anatômicos profundos e pela flacidez de pele. A perda progressiva do tônus do platisma na linha média e o excesso de subcutâneo se tornam mais óbvios e são responsáveis pelo envelhecimento do pescoço. A abordagem submentoniana é através de dissecção do subcutâneo, o platisma é dissecado lateralmente e o excesso do platisma da linha média é ressecado, quando o retalho do *facelift* é elevado, na região acima da linha da mandíbula, o retalho é reposicionado na direção superolabial. Na região abaixo da linha da mandíbula, é reposicionado na direção posterior (em direção à mastoide). É importante manter um retalho de pele, subcutâneo e muscular da mesma espessura. Na linha média, dissecar no plano pré-platismal e, se tiver excesso de gordura, cuidar para preservar um nível de subcutâneo; ressecar o excesso de músculo e suturar. O retalho do platisma na região posterior é direcionado para a região da mastoide e suturado, o excesso de pele direcionado posterossuperiormente é cortado e suturado na região pós-auricular.
7. Mento: elevar o retalho do mento na região anterior e reposicioná-lo sobre o retalho inferior fará uma dupla camada de músculo na região do sulco submentoniano, melhorando o aspecto de queixo duplo e diminuindo o aspecto de queixo redundante e superprojetado.

COMPLICAÇÕES

1. Necrose, úlcera de pele e hipocromia.
2. Edema persistente: região malar e periorbital, principalmente, pelo bloqueio linfático da região da face inferior e pescoço.
3. Quemose.
4. Seroma: ocorre mais no pescoço. Dever ser drenado o mais rápido possível e, se necessário, colocar dreno, não deixando que a absorção ocorra naturalmente, para não levar a edema crônico.
5. Hematoma: três áreas mais suscetíveis a hematoma – plano suborbicular, prezigomático e subplatismal. Na ritidectomia de plano profundo, o retalho faz pressão e cria um tamponamento que previne o sangramento de pequenos vasos sanguíneos. Mais comuns são os hematomas da região do pescoço, relacionados a vasos retroauriculares, em pacientes hipertensos. O hematoma deve ser drenado, e os pontos de sangramento devem ser coagulados. Pode ocorrer necrose na região pós-auricular após drenagem.
6. Lesões do nervo: facial e dos ramos mandibular e frontal são as mais comuns; pode haver fraqueza do ramo bucal, lesão do supratroclear, que deve ser preservado próximo do corrugador. Deve-se ter cuidado com o supraorbital e o auricular magno. Deve-se ter o maior cuidado com o ramo facial e os bucais, em razão de paralisia facial.
7. Infecção: com o uso de antibióticos profiláticos, raramente ocorre infecção.

Tradicionalmente, a maioria dos procedimentos de ritidectomia trabalha o SMAS com um retalho de SMAS ou manipulando-o sem um retalho. Os exemplos incluem imbricação, plicação e exerese de parte de SMAS. Essas técnicas de SMAS melhoram a papada que esconde os aspectos mais anteriores da linha mandibular, mas não fazem nada para construir e definir a área gonial, que tende a ficar achatada com a idade. Em nossa experiência, trabalhar o SMAS lateralmente, na região pré-auricular, muitas vezes achatará ainda mais a linha da mandíbula posterior em virtude da tensão aplicada no SMAS posterior e lateral, para levantar a mandíbula anterior caída. O resultado é uma linha da mandíbula anterior mais jovem, área gonial bem definida e completa recriada com sucesso.

Como a camada mais profunda utilizada em um *lifting* facial plano é fibrosa e inelástica, ao contrário da pele, que é muito elástica, o procedimento de *lifting* facial plano profundo tem o resultado mais duradouro entre as outras técnicas. Como funciona nos elementos estruturais da face, o *lifting* facial de plano profundo é mais durável do que o *lifting* facial do tipo SMAS, que geralmente dura 10 anos. Os benefícios do plano profundo são:

- Menor tempo cirúrgico.
- Resultados mais naturais ao se reposicionar o SMAS, o platisma.
- Restauração do volume natural e elevação das bochechas.
- O excesso de pele é removido, deixando a pele mais lisa.
- As dobras nasolabiais são suavizadas.
- Recuperação mais rápida.
- Melhores cicatrizes após *facelift*.
- Resultados mais duradouros.

A dissecção em plano profundo libera os ligamentos zigomático-cutâneos, permitindo um movimento vertical mais significativo da face média e maxilar durante a suspensão da face. Dissecção platismal prolongada é utilizada com uma miotomia platismal lateral, que não é tradicionalmente incluída em um *facelift* profundo. A miotomia platismal lateral permite uma separação do vetor vertical de suspensão na face média e na região da mandíbula do vetor superolateral de suspensão, necessário para o rejuvenescimento do pescoço, evitando a necessidade de cirurgia platismal anterior.

O objetivo comum de todos os procedimentos de *lifting* facial é fornecer um resultado estético duradouro, natural, equilibrado e rejuvenescido, com poucas complicações e tempo de inatividade mínimo. Este procedimento pode ser realizado com anestesia local e sedação, o que é um benefício para pacientes e cirurgiões.

ANATOMIA DA FACE

PELE
A pele é um órgão de cobertura que participa do resultado de ritidoplastia na razão direta de sua qualidade e elasticidade. Atualmente, tratamentos estéticos têm contribuído para o aprimoramento da qualidade da pele, reduzindo a elastose, melhorando a quantidade, qualidade e disposição de fibras elásticas e colágenas, assim como promovendo renovação da epiderme e da camada córnea.

TECIDO CELULAR SUBCUTÂNEO (TCSC)
O tecido celular subcutâneo desempenha um importante papel funcional, por conter em seu interior uma rede de fibras de tecido conjuntivo denso que conecta os músculos da mímica facial à pele. Por muitos anos, acreditava-se que a gordura da face era apenas uma massa confluente, porém recentemente estudos de Rohrich e Pessa demonstraram que a gordura existe em distintos compartimentos anatômicos, que são separados por septos fasciais oriundos da fáscia superficial e que se inserem na derme. Na região frontal, existem três compartimentos: central, médio-temporal e lateral temporomalar. Na região orbital, são três compartimentos: superior, inferior e orbital lateral. A região nasolabial é o compartimento mais medial da face. Os compartimentos superficiais da bochecha são três: medial, médio e lateral temporal. O compartimento profundo da bochecha é profundo à parte medial e média do compartimento superficial da bochecha. Sendo separada em planos superficial e profundo pelo sistema músculo aponeurótico superficial (SMAS) da face. O TCSC, é de espessura variável e envelopa, além do SMAS, os músculos da mímica facial, os vasos superficiais e os nervos.

TECIDO ÓSSEO
O esqueleto da face é o grande responsável pelo seu contorno e também sofre alterações volumétricas com o avanço da idade. O relevo do esqueleto facial compõe muitos dos padrões de juventude, como malares bem projetados e ângulo mandibular aparente. Ainda são fundamentais na harmonia da face a projeção do mento e as deformidades craniomaxilofaciais, que podem ser submetidas a tratamentos específicos no esqueleto para melhora estética.

NERVOS
Anatomia do Nervo Facial

O VII par craniano ou nervo facial é um nervo que consiste de uma parte maior, que inerva os músculos da expressão da face, e outra menor, chamada nervo intermédio (ou glossopalatino), que contém fibras gustatórias para os 2/3 anteriores da língua e fibras secretomotoras para as glândulas lacrimais e salivares.

As diferentes disposições das relações entre as anastomoses nervosas dos ramos da divisão temporofacial e cervicofacial, de 350 hemifaces dissecadas, resultaram na formação de seis padrões diferentes (Fig. 3-1):

- *Tipo I (13%):* o nervo facial é marcado pela ausência de anastomoses entre seus ramos. Neste, a primeira divisão acontece do modo dicotômico clássico, em que os ramos se subdividem de forma semelhante aos "aros de uma roda".
- *Tipo II (20%):* a característica fundamental é marcada pela conexão anastomótica entre os vários ramos da divisão temporofacial.
- *Tipo III (28%):* é marcado por uma única anastomose entre as divisões temporofacial e cervicofacial.
- *Tipo IV (24%):* é uma combinação dos tipos II e III; apresenta anastomose entre os ramos temporal e zigomático, bem como entre a divisão cervicofacial e os ramos zigomáticos ou bucais.
- *Tipo V (9%):* apresenta dois ramos em anastomose que interligam a divisão cervicofacial a ramos da divisão temporofacial.
- *Tipo VI (6%):* assume um padrão plexiforme.

É dividido em três fibras:

1. *Fibras motoras:* inervam os músculos da mímica facial. O núcleo motor está localizado na ponte e é composto por uma área responsável por enviar estímulos para a musculatura ao redor da boca. Essa parte recebe as fibras unilaterais cruzadas do córtex cerebral. A parte do núcleo do nervo facial, que é responsável pela inervação dos músculos em torno dos olhos, é composta por ambos os hemisférios.
2. *Sensoriais:* responsáveis pela transmissão do sabor nos dois terços anteriores da língua.
3. *Parassimpáticas:* as fibras parassimpáticas inervam parótidas, mandibulares, sublinguais e glândulas lacrimais.

Segmentos:

- Segmento supranuclear: tratos corticonucleares, localizado no giro pré-central do córtex cerebral.
- Segmento nuclear: localiza-se no assoalho do quarto ventrículo.
- Segmento infranuclear: nervo facial propriamente dito e nervo intermédio.
- Segmento pontino (intracraniano).
- Segmento meatal: nervo facial propriamente dito e o nervo intermédio.
- Segmento labiríntico: nervo facial passa entre o labirinto coclear e o vestibular.
- Segmento timpânico.
- Segmento mastóideo: nele ocorre a origem do quarto ramo do facial, o nervo corda do tímpano.
- Segmento extratemporal: divide-se em cinco ramos.

O nervo facial emerge do sulco bulbopontino, entra no meato acústico interno para entrar no canal facial. Dobra no gânglio geniculado, formando o joelho do nervo facial, e

ANATOMIA DA FACE

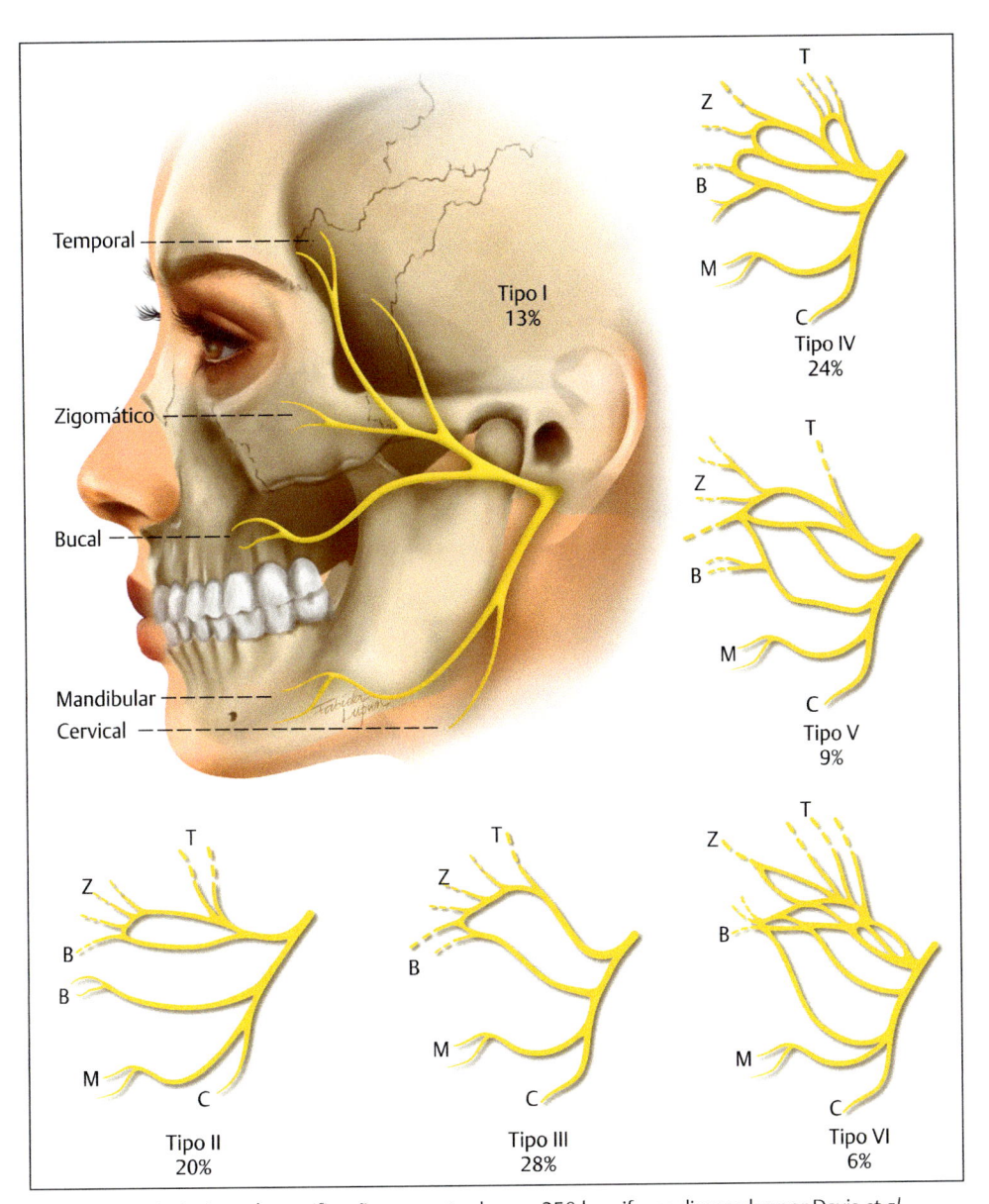

Fig. 3-1. Principais tipos de ramificações encontradas em 350 hemifaces dissecadas por Davis *et al.*

emite: nervo petrosal maior, nervo para o músculo estapédio, nervo corda do tímpano. Encerra o crânio pelo forame estilomastoide e pelos ramos musculares: estilo-hióideo, ventre posterior do digástrico (Figs. 3-2 a 3-4).

Entra na glândula parótida e se divide em cinco ramos:

- Temporal → auricular superior, auricular anterior, ventre frontal do occiptofrontal, superior do orbicular do olho.
- Zigomático → mm. zigomático maior e menor, prócero, levantador do lábio superior, músculo nasal, elevador do ângulo da boca, abaixador do septo nasal.
- Bucal → bucinador, músculos do lábio superior (orbicular da boca e levantador do lábio superior).
- Mandibular marginal.

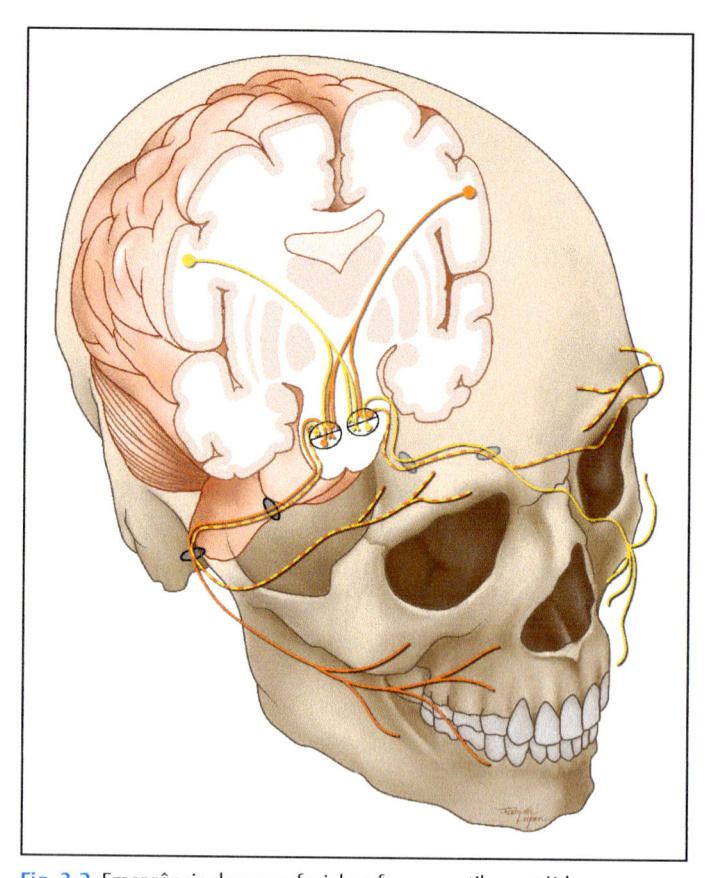

Fig. 3-2. Emergência do nervo facial no forame estilomastóideo.

- Cervical.

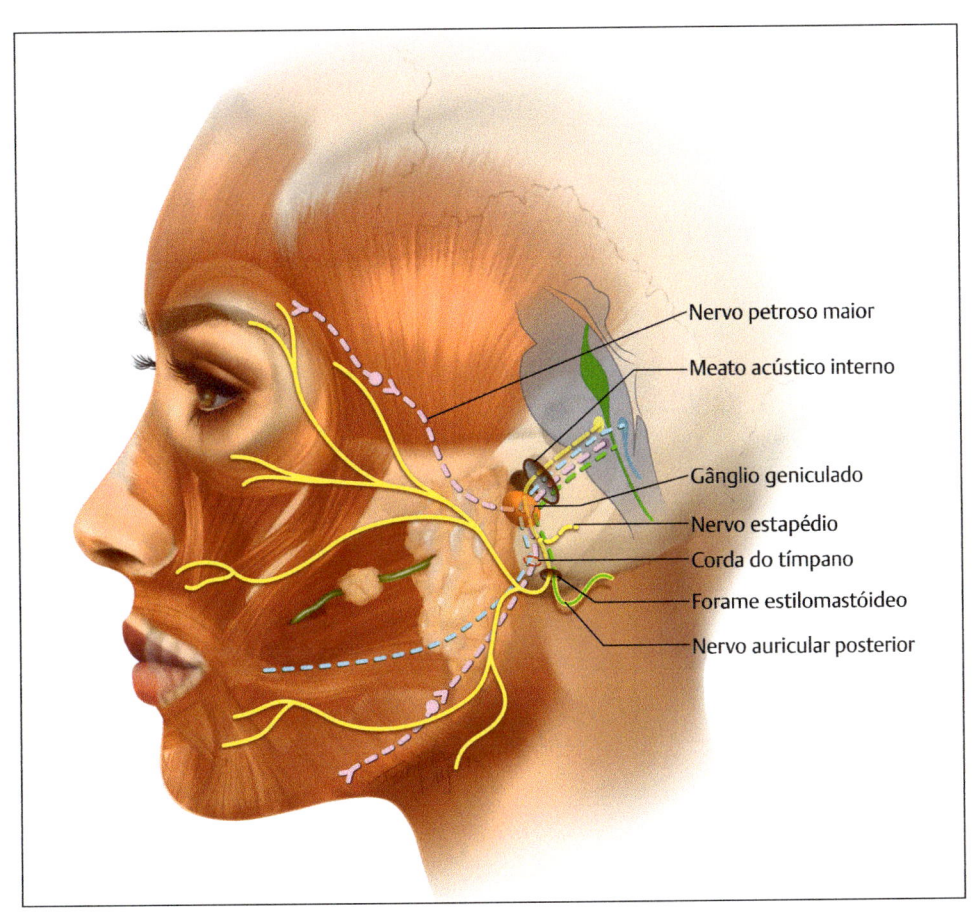

Fig. 3-3. Emergência do nervo facial e sua subdivisão na face.

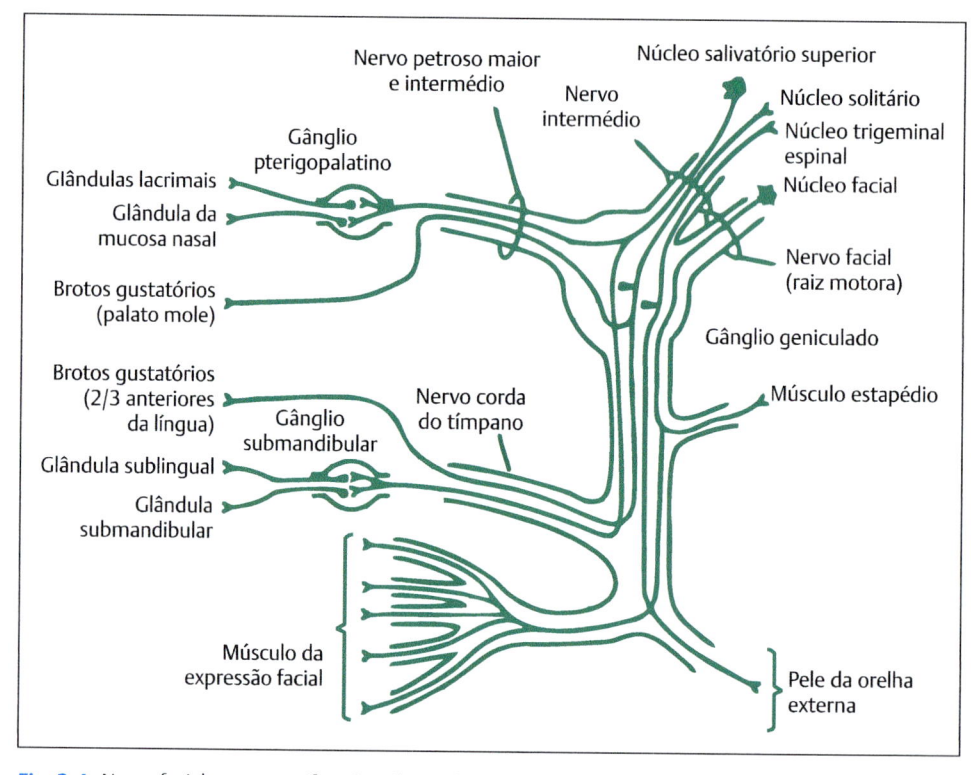

Fig. 3-4. Nervo facial e suas ramificações (fonte da WEB).

Áreas de Perigo na Face

As áreas de perigo ficam onde os ramos do nervo facial tornam-se mais superficiais, principalmente aquelas nas quais estruturas convexas subjacentes empurram o nervo superficialmente. Os ramos temporais mais distais estão em risco de lesão. Também superficiais são os ramos inferiores da boca, o ramo superior da mandíbula e sobre o bulbo do masseter, isso mais observado em pacientes magros. Em pacientes magros, onde o principal ramo do nervo mandibular atravessa a artéria facial, este foi levantado mais superficialmente nesse ponto, a 3,5 cm da borda da parótida (Fig. 3-5).

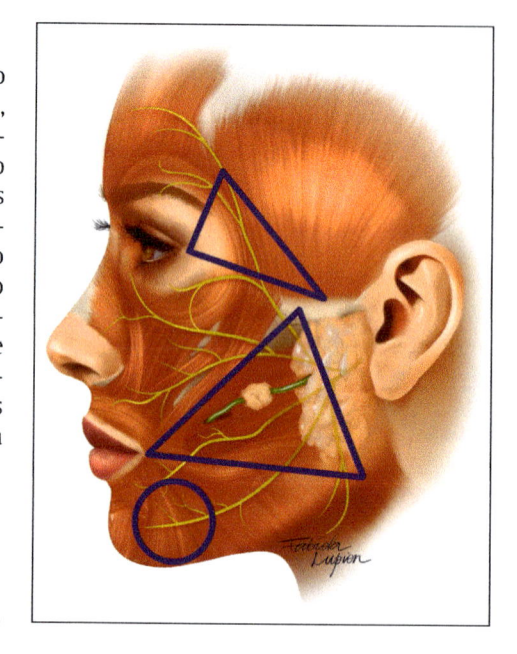

Fig. 3-5. Áreas de perigo da face do nervo facial.

VASCULARIZAÇÃO

A vascularização da face e o suprimento vascular ao retalho cutâneo de uma ritidoplastia são fundamentais para o êxito da operação. Este retalho apresenta, como suprimento vascular predominante, os ramos arteriais perfurantes fasciocutâneos provenientes das artérias da região anterior da face (a. facial, a. superior labial, a. inferior labial, a. supratroclear e supraorbital), provenientes da região lateral da face (a. transversa, a. submentual, a. zigomático-orbital, a. anterior auricular) e os provenientes do escalpe e frontal (a. temporal superficial, ramo frontal da a. temporal superficial e ramo temporal da a. temporal superficial, a. posterior auricular e a. occipital). A drenagem venosa da face e do pescoço é feita através das veias facial, supratroclear e supraorbital, temporal superficial, jugular externa, jugular anterior e veia sentinela.

MÚSCULOS (Figs. 3-6 e 3-7)
- Couro cabeludo:
    1. Epicrânio (m. *occiptofrontalis*, m. frontal e occipital).
    2. Temporoparietal.
    3. Gálea aponeurótica.
- Pálpebras:
    1. Orbicular do olho.
    2. Corrugador de supercílio.
- Nariz:
    1. Prócero.
    2. Nasal (transverso do nariz).
    3. Depressor de septo.
- Orelha:
    1. Auricular anterior.
    2. Auricular superior.
    3. Auricular posterior.
- Boca:
    1. Levantador do lábio superior.
    2. Levantador do lábio superior e asa do nariz.
    3. Levantador do ângulo da boca.
    4. Zigomático maior.
    5. Zigomático menor.
    6. Risório.
    7. Depressor do lábio inferior.
    8. Depressor do ângulo da boca.
    9. Mentoniano.
    10. Transverso do mento.
    11. Orbicular da boca.
    12. Bucinador.
    13. Masseter.
- Pescoço:
    1. Platisma.
- Nervo facial e áreas de perigo.

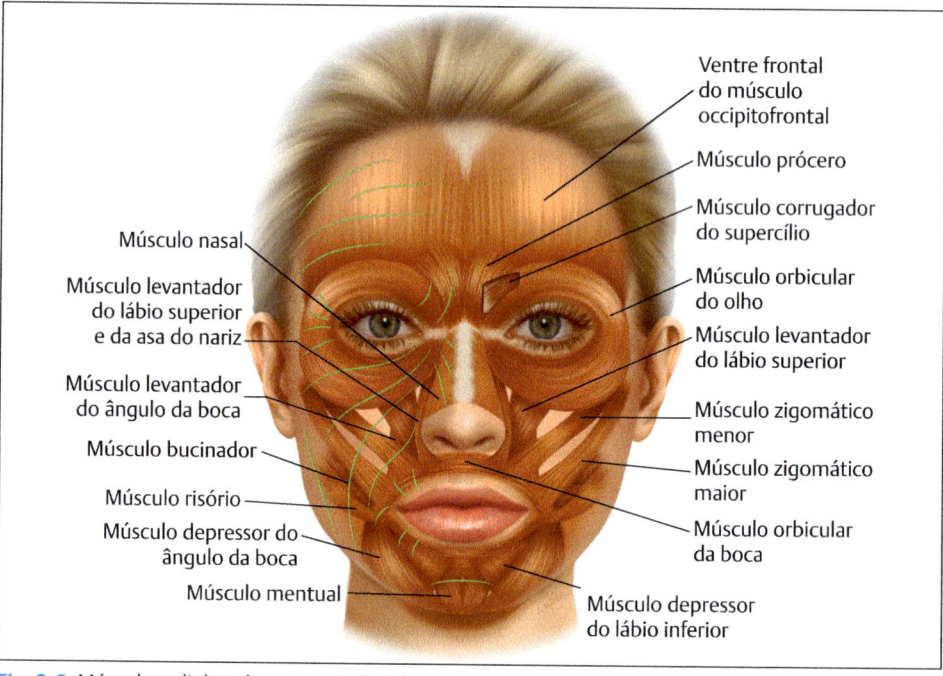

Fig. 3-6. Músculos e linhas de expressão facial.

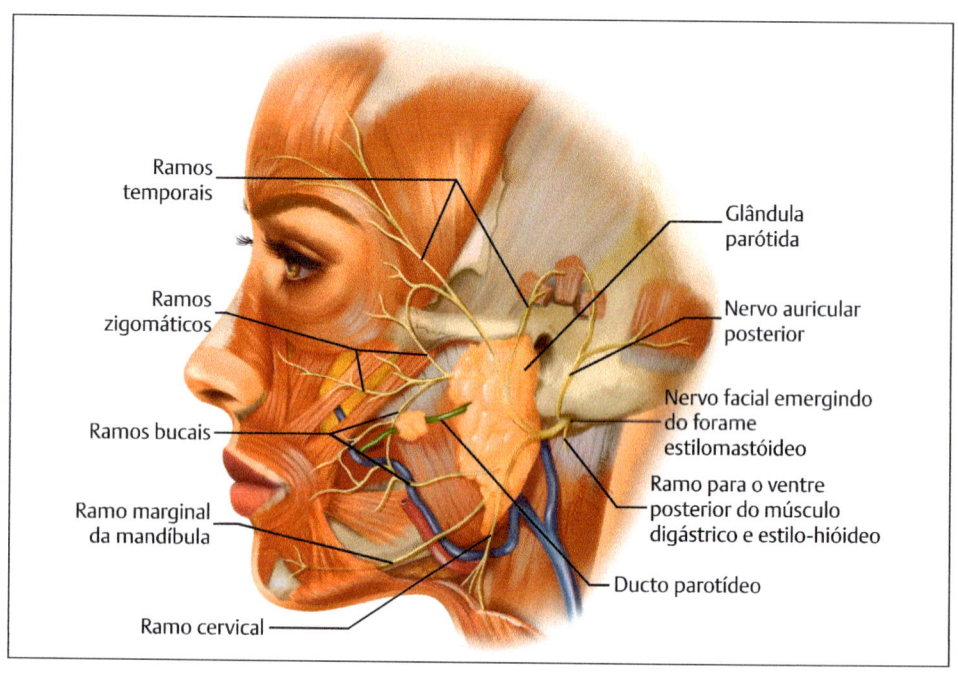

Fig. 3-7. Relação de músculos e nervos.

LIGAMENTOS RETENTORES DA FACE (Figs. 3-8 e 3-9)

São condensações aponeuróticas de tecido conjuntivo fibroso, responsáveis pela comunicação e integração das fáscias superficial e profunda da face e pela fixação de segmentos de tecidos moles ao esqueleto ou à fáscia subjacentes. Tais ligamentos suportam e mantêm os tecidos moles da face na posição anatômica normal, resistindo às mudanças decorrentes pela gravidade. Quando esses ligamentos são acometidos por frouxidão decorrente do envelhecimento, o tecido adiposo desliza entre as fáscias superficial e profunda da face, causando ptose de tecidos moles e gerando os estigmas do envelhecimento. Ligamentos retentores podem ser osteocutâneos e fasciocutâneos. Os primeiros caracterizam-se por serem curtos e firmemente aderidos ao periósteo. Estão presentes nas regiões orbital, zigomática, mandibular e maxilar. Os ligamentos fasciocutâneos, chamados de falsos ligamentos de retenção, são aderências entre as fáscias superficial e profunda. São três, o ligamento platisma-auricular, ligamentos massetéricos e ligamentos maxilares.

Os ligamentos atuam como porta de entrada para a face média, e sua liberação subSMAS permite a mobilização de tecido distal ou medialmente. Portanto, embora a maioria das técnicas subSMAS possa variar de alguma maneira, a liberação dos ligamentos cutâneos massetéricos zigomáticos e dos ligamentos superiores é um componente importante de praticamente todas essas técnicas. Os ligamentos de retenção também desempenham um papel de sentinela em relação à periferia dos ramos nervosos faciais.

Apesar da variação anatômica, os principais ligamentos retentores da face, massetéricos zigomáticos e superiores criam uma passagem segura no meio, através da qual o ramo facial zigomático passa profundamente. A área de perigo é imediatamente inferomedial ao ligamento retentor massetérico superior, onde um ramo zigomático torna-se superficial e vulnerável.

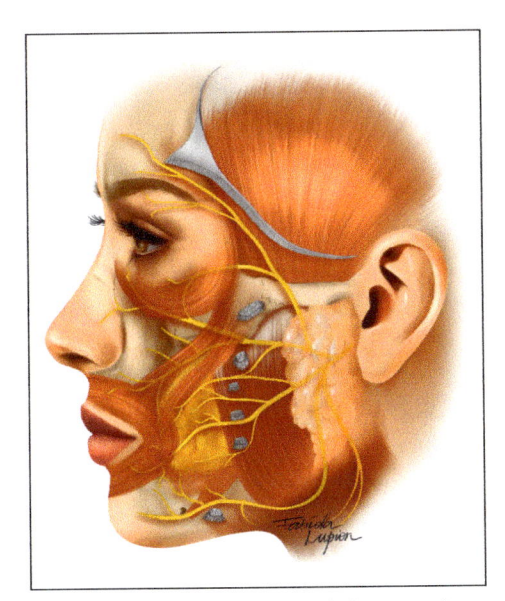

Fig. 3-8. Ligamentos retentores da face: revisão de anatomia e aplicações clínicas. (OXFORD Acadêmica.)

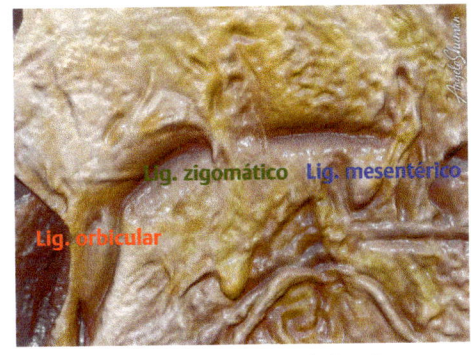

Fig. 3-9. Ligamentos retentores da face, ligamento orbicular (vermelho), ligamento zigomático (verde) e ligamento massetérico (azul).

GLÂNDULAS

No pescoço, as glândulas submandibulares podem ser proeminentes e ter seu contorno aparente. Estão parcialmente cobertas pela metade posterior da base da mandibular. A hipertrofia da glândula é multifatorial e pode necessitar de tratamento específico. Durante a ritidoplastia, frequentemente se observa ptose da mesma por frouxidão do músculo platisma e da fáscia cervical profunda, levando à perda do contorno da mandibular. As diferentes técnicas de suspensão do platisma devem ser efetivas na correção dessa ptose.

SMAS (Figs. 3-9 a 3-12)

A fáscia temporoparietal (ou fáscia temporal superficial) representa a extensão cefálica do SMAS. Ela está em continuidade com a gálea aponeurótica acima, o músculo frontal anteriormente e o músculo occipital posteriormente. Essa camada fascial passa sobre o arco zigomático e envelopa o ramo frontal do nervo facial e os vasos temporais superficiais. Uma camada areolar frouxa separa a fáscia temporoparietal das camadas da fáscia temporal profunda. Esse tecido areolar é o nível de dissecção comumente usado durante as cirurgias que acometem a região temporal.

A fáscia temporal profunda se divide em duas lâminas: uma lâmina mais espessa, localizada mais para fora, e outra mais fina, mais profundamente. Essa divisão ocorre cranialmente a aproximadamente 2,0 cm do arco zigomático. Caudalmente, essas lâminas estão inseridas nas margens medial e lateral do periósteo que reveste o arco zigomático. Além de uma pequena quantidade de tecido adiposo, o espaço formado entre elas contém o ramo zigomático da artéria temporal superficial e o ramo zigomático-temporal do

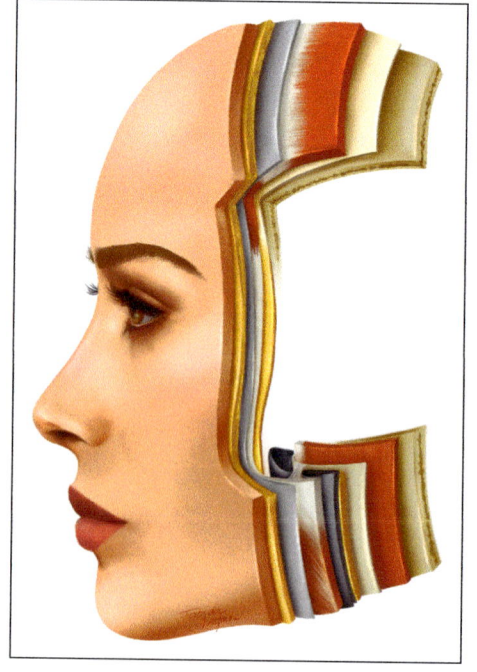

Fig. 3-10. Camadas da face (pele, subcutâneo, SMAS, músculos, ligamentos e osso).

ANATOMIA DA FACE

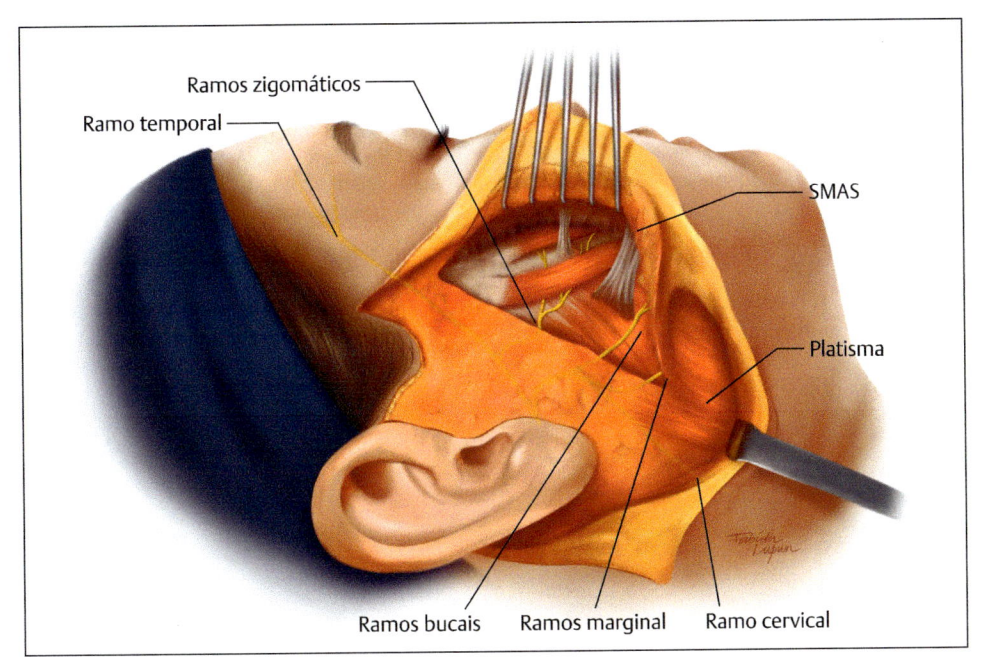

Fig. 3-11. SMAS.

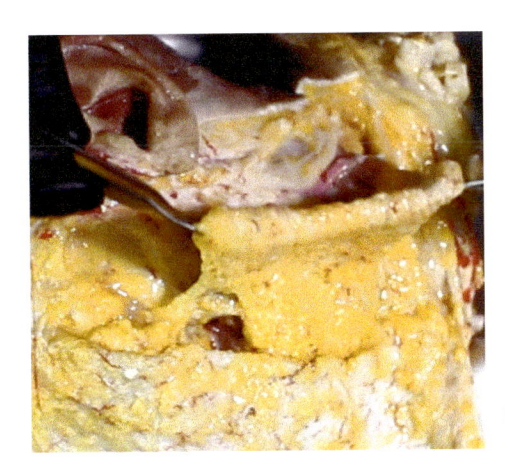

Fig. 3-12. SMAS dissecção cadavérica. (Dra. Elen de Masi.)

nervo maxilar, o ramo do nervo trigêmeo, o V par craniano. Ao nível do arco zigomático, o periósteo não apenas se mescla firmemente com a lâmina lateral da fáscia temporal, mas também com as fáscias temporoparietal e parotídeo-massetérica. Os ramos frontal e zigomático do nervo facial comumente cruzam lateralmente o arco zigomático ao nível da margem anterior do côndilo temporal dentro desse tecido conjuntivo denso, após emergirem da glândula parótida. Em geral, o ramo frontal é muito superficial no seu curso através do arco zigomático. Ele encontra-se separado do arco zigomático pela camada superficial da fáscia temporal profunda e por tecido areolar frouxo.

Caudalmente à região temporal, existe o compartimento parotídeo, compreendido entre as estruturas anatômicas laterais ao ângulo e ao ramo da mandíbula, caudais ao arco zigomático, posterolaterais ao músculo masseter, para formar o leito da glândula parótida. A chamada fáscia parotídeo-massetérica recobre a glândula parótida e o músculo masseter a partir de sua inserção no periósteo da margem inferior do arco zigomático. Posteriormente à margem anterior do músculo masseter, a fáscia parotídeo-massetérica se divide em duas lâminas. Uma superficial e mais espessa recobre lateralmente a glândula com firme conexão com seu tecido interlobular. A outra lâmina mais fina a reveste medialmente.

O SMAS deve ser considerado junto com o músculo platisma, pois este se trata de nada mais que um prolongamento aponeurótico do músculo em direção superior. A tração e a rotação do complexo anatômico composto pelo músculo platisma e pelo sistema músculo aponeurótico superficial da face serão os principais responsáveis pelo resultado após a ritidoplastia.

TÉCNICA CIRÚRGICA DO SMAS ESTENDIDO

CAPÍTULO 4

O rejuvenescimento facial sempre foi um desejo grande da população e um desafio médico. Com o entendimento cada vez melhor sobre a fisiologia do envelhecimento, mais especificamente da face, e após a descrição do sistema músculo aponeurótico superficial (SMAS), por Mitz e Peyronie em 1976, as técnicas de ritidoplastia foram mudando. Passaram do simples descolamento e tração da pele, com resultados muito artificiais, para trações do SMAS para reposicionamento deste e apenas ressecção da pele excedente após tal manobra, propiciando resultados muito mais naturais. Algumas técnicas diferentes de tratamento do SMAS são preferidas por cirurgiões diversos. Podem-se citar: plicatura, imbricamento, SMAS curto, SMAS longo ou SMAS estendido (este dividido em *high* SMAS e *low* SMAS) e *deep plane* (Fig. 4-1).

Este capítulo será limitado à descrição do SMAS estendido.

O SMAS estendido apresenta as seguintes vantagens:

1. Permite o tratamento do terço médio da face pela própria ritidoplastia.
2. Resultados duradouros e naturais.

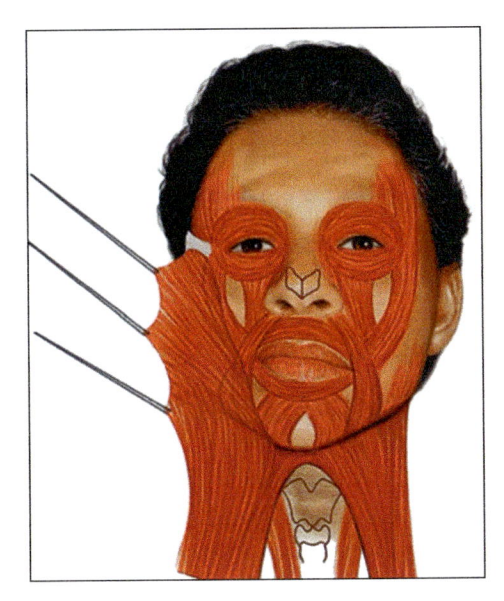

Fig. 4-1. SMAS — sistema músculo aponeurótico superficial.

Desvantagens:
1. Grande extensão de pele descolada, favorecendo formação de hematomas ou necrose.
2. Pessoas muito magras podem ter um SMAS muito fino e sem possibilidade de tração adequada.
3. Tempo cirúrgico pouco maior que em algumas outras técnicas.

As vantagens citadas são, indiscutivelmente, tão grandes que compensam as desvantagens, as quais são facilmente contornadas com técnicas cirúrgicas adequadas e com o treino do cirurgião.

TÉCNICA CIRÚRGICA – SMAS ESTENDIDO

Será descrita aqui, exclusivamente, a técnica do SMAS estendido (*low e high*). Não serão abordados aspectos relacionados a anatomia (que está descrita no capítulo 3), incisões, soluções anestésicas, hemostáticos e curativos.

Após descolamento amplo da pele da face pré-auricular, infra-auricular e retroauricular pelo subcutâneo, consegue-se visualizar o SMAS (Fig. 4-2). Tal descolamento é facilitado quando se usa transiluminação contralateral, e deve-se deixar uma fina camada de subcutâneo aderida à pele e outra aderida ao SMAS (Fig. 4-3). É importante manter uma quantidade considerável de gordura intacta na face superficial do SMAS, para garantir melhor tração e evitar que o mesmo lacere durante a manobra.

Realiza-se a incisão do SMAS, que tem uma forma aproximada do número 7, sendo que no *high* SMAS o corte horizontal tem direção descendente, iniciando-se próximo à borda superoposterior do arco zigomático e terminando na região do osso zigomático próximo ao rebordo orbitário inferolateral, interessando parte do m. orbicular do olho. Essa incisão deve seguir o plano da fáscia temporal superficial nos 2/3 posteriores do arco zigomático, para, após passar a região do terço médio deste, onde o ramo temporal do n. facial está cruzando profundamente, poder aprofundar um pouco mais (Fig. 4-4). A diferença entre o *high* SMAS e o *low* SMAS é que neste tal incisão é toda realizada paralelamente e a 1 cm abaixo da borda caudal do arco zigomático em toda a sua extensão (Fig. 4-5).

A porção vertical (craniocaudal) do "7" inicia aproximadamente a 1 cm anterior à incisão da pele pré-auricular e acompanha toda a borda anterior da orelha. Ao nível do

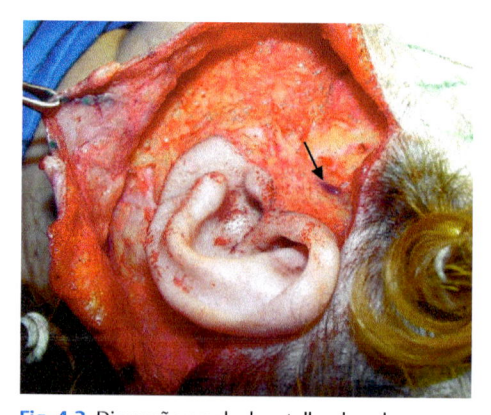

Fig. 4-2. Dissecção ampla do retalho de pele com a visualização do SMAS profundo ao retalho. Visualizada a artéria temporal superficial (seta preta).

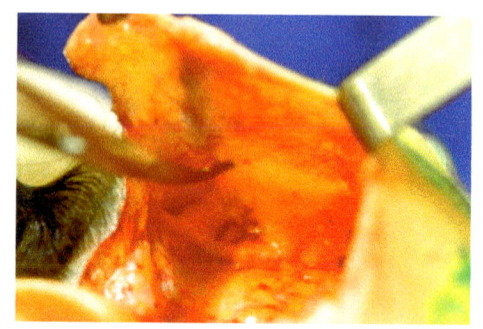

Fig. 4-3. Dissecção do retalho de pele intraoperatório por transiluminação.

TÉCNICA CIRÚRGICA DO SMAS ESTENDIDO

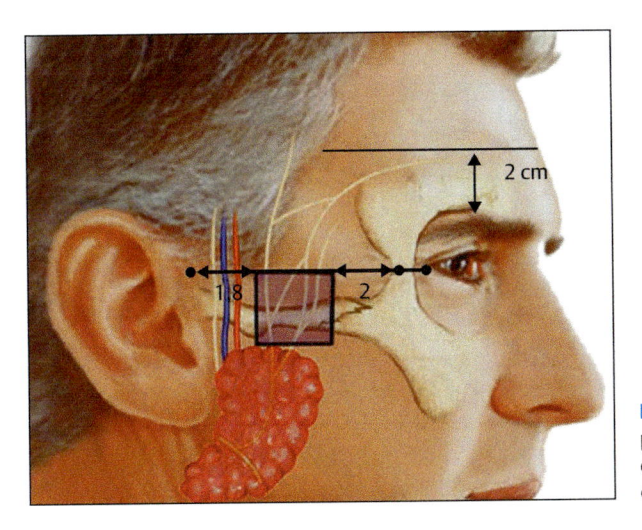

Fig. 4-4. Maneira de determinar provável área por onde transita o ramo frontal do nervo facial ao cruzar o arco zigomático.

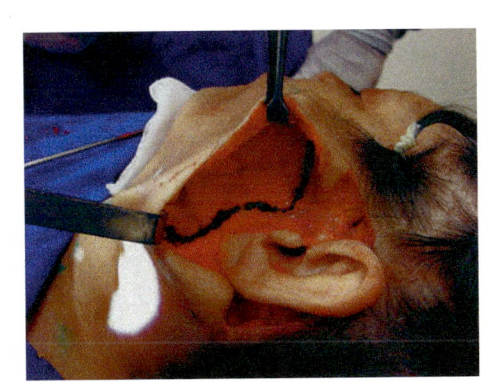

Fig. 4-5. Marcação da incisão do retalho de SMAS.

Fig. 4-6. Visualização da veia jugular externa.

lóbulo, faz um trajeto levemente posterior e descendente até a borda anterior do m. esternocleidomastóideo, acompanhando-o caudalmente até onde se julgue suficiente para tratar o pescoço. Cuidado extra deve ser tomado nessa região com a veia jugular externa e o n. auricular maior (Fig. 4-6).

A confecção do retalho do SMAS pode ser iniciada pela incisão pré-auricular, encontrando-se o plano da fáscia parotídea e descolando tal superfície anteriormente. Após a borda anterior da gl. parótida, a dissecção continua pela superfície da fáscia massetérica até a visualização dos ligamentos massetérico-cutâneos (Figs. 4-7 e 4-8), os quais devem ser liberados. Mais cranialmente são liberados os ligamentos zigomáticos. Caudalmente, adentra-se rente à superfície profunda do m. platisma, descolando-o anterior e caudalmente, liberando-o do m. esternocleidomastóideo e seguindo para a região anterior da face até próximo ao ligamento mandibular e na região do pescoço até o suficiente para tratá-lo, por volta de 5-6 cm abaixo da borda mandibular.

Após a confecção de todo o retalho e a liberação dos ligamentos, consegue-se realizar tração e reposicionamento de todo o terço inferior e médio da face (Fig. 4-9).

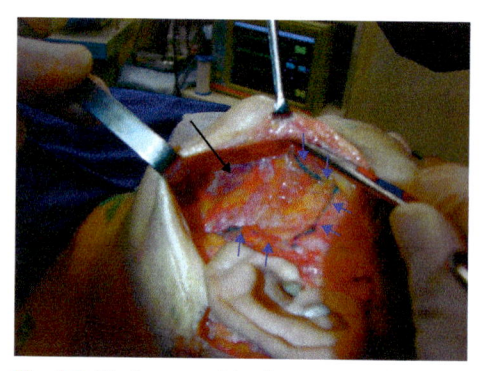

Fig. 4-7. Fáscia massetérica (seta preta) e local de incisão do *high* SMAS (setas azuis).

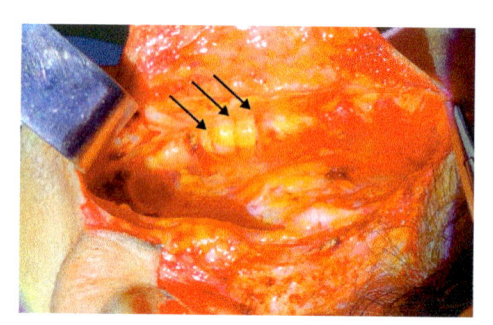

Fig. 4-8. Ligamentos massetérico-cutâneos (setas pretas).

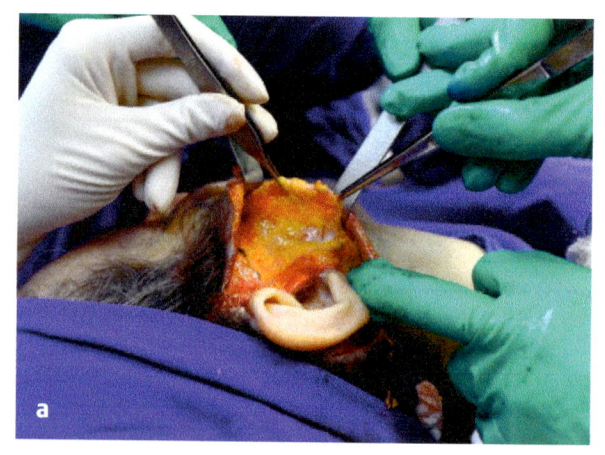

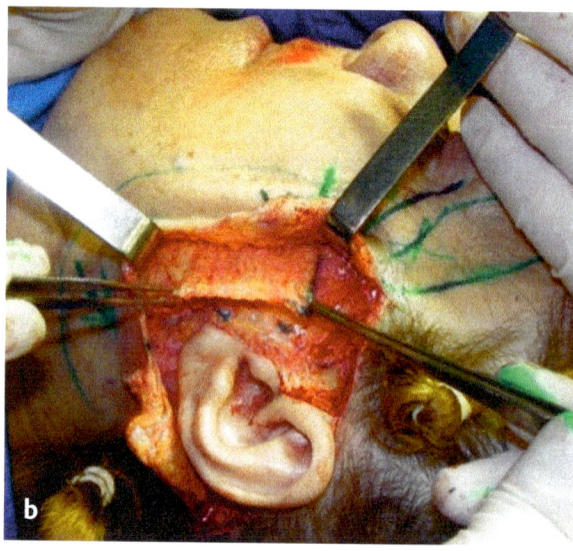

Fig. 4-9. (a) Mobilização e (b) tração do SMAS.

TÉCNICA CIRÚRGICA DO SMAS ESTENDIDO

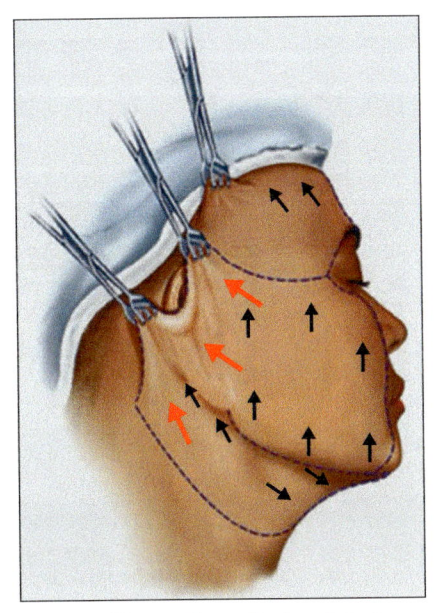

Fig. 4-10. Vetores de tração da pele (setas vermelhas) e do SMAS (setas pretas).

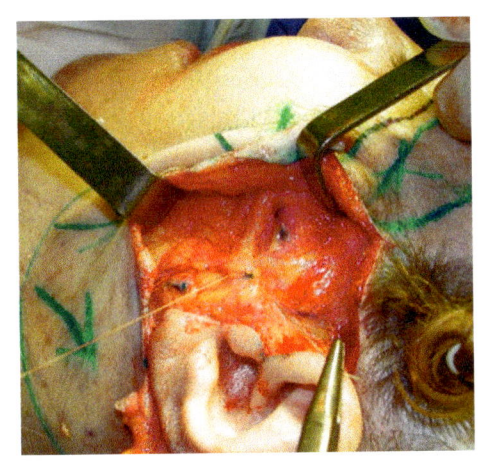

Fig. 4-11. Sutura de suspensão e reposicionamento do SMAS.

A tração do SMAS é feita em dois vetores: um vetor vertical ou levemente oblíquo posterior (paralelo ao m. zigomático maior), na região cranial ao corpo da mandíbula, e um vetor posterior, horizontalizado, levemente oblíquo na porção caudal ao corpo da mandíbula (Fig. 4-10). O vetor vertical ou discretamente oblíquo posterior é suturado com fio de *nylon* ou PDS 3-0 na fáscia temporoparietal (fáscia temporal superficial) ou profunda em áreas fora do trajeto do n. facial, cranialmente à linha da incisão horizontal.

Várias outras suturas, com os mesmos fios, são realizadas na porção vertical do retalho com a borda fixa, pré-auricular, do SMAS (Fig. 4-11).

Realiza-se, então, uma incisão do SMAS de 2 a 3 cm paralelamente à borda inferior do corpo da mandíbula, iniciando-se na porção posterior do SMAS pouco abaixo do ângulo da mandíbula. Essa porção do SMAS, localizada caudalmente à borda da mandíbula, é tracionada posterossuperiormente e suturada com fio de *nylon* ou PDS 2-0 no periósteo da mastoide, permitindo melhorar o contorno mandibular e o pescoço.

Hemostasia meticulosa é realizada com pinça bipolar ou monopolar.

Os mesmos tempos são realizados no lado oposto.

Podem ser observadas irregularidades na pele após reposicionamento do SMAS. Isso pode ser facilmente corrigido, descolando-se um pouco mais o subcutâneo antes de se reposicionar a pele.

CONCLUSÃO

As técnicas modernas de ritidoplastia se baseiam na tração do SMAS, pois os resultados são mais duradouros e naturais. Dentre tais técnicas, a de SMAS estendido, com liberação dos ligamentos massetérico-cutâneos e zigomáticos, permite, principalmente no *high* SMAS, a suspensão do terço médio da face, sem necessidade de outras técnicas específicas para isso, permitindo resultados mais naturais e duradouros.

SEQUÊNCIA CIRÚRGICA
DEEP PLANE FACELIFT

CAPÍTULO 5

A importância do planejamento cirúrgico detalhado é crucial em cirurgia estética. O acesso intraoperatório às fotografias pré-operatórias também é essencial. Embora a maior parte do *lifting* de plano profundo facial seja combinada com outros procedimentos, iremos descrever apenas a parte do procedimento de *lifting* facial adiante.

Preferimos realizar os procedimentos sob anestesia local com sedação. O sangramento é controlado em todo o procedimento por uma injeção no campo cirúrgico de 1:1 de 1% lidocaína com epinefrina 1:100.000 e solução de Klein modificada, combinada com hipotensor através de técnicas anestésicas. Recentemente, começamos a adicionar ácido tranexâmico 1.000 mg ao anestésico local e, em casos com maior risco de sangramento, também para a solução intravenosa. No perioperatório, usamos antibióticos cobrindo a flora da pele.

Uma incisão retrotragal é normalmente usada em mulheres, porque o procedimento de plano profundo evita a tensão nas linhas de incisão, mantendo o ouvido normal e a arquitetura tragal. As incisões pré-tragais são necessárias nos homens, para evitar que se mova a pele com pelos para o tragus. Uma vez que há um significativo grau de mobilização dos tecidos moles com a técnica do plano profundo, mesmo em pacientes mais jovens, preferimos usar a incisão na linha temporal do cabelo, para evitar o deslocamento superior e posterior do tufo de cabelo temporal.

Quando um grau significativo de tecido mole é mobilizado no meio da face e do pescoço, há maior necessidade de se estender as incisões para acomodar tecidos moles redundantes e evitar "orelhas de cachorro" (*dog ears*) ou aglomeração de tecido. As incisões são feitas usando-se uma lâmina de bisturi número 15, garantindo chanfrar em traços expostos para a preservação dos folículos capilares, como o tufo temporal anterior. Nós incisamos cuidadosamente a pele na borda do tragus para esconder a incisão, evitando a cortina de pele não natural que ocorreria ao fecharmos uma incisão colocada muito longe retrotragalmente.

1. Pálpebra: incisão de pele e músculo orbicular; respeitar 5 mm da região pré-tarsal, da margem da pálpebra inferior, com descolamento da região acima do músculo orbicular; retirar excesso da bolsa de gordura lateral, se existir; fazer a transposição de gordura na região medial, onde houver sulco ou *tear trough*, retirar uma fita de músculo e o excesso de pele; fazer um retalho de músculo orbicular e fixar no periósteo com *nylon* 5-0 e cantopexia com *nylon* 5-0 e fixar na parte interna da órbita; sutura da pele com *nylon* 6-0, pontos separados.
2. *Incisão da região lateral da face:* marcação da pele na região pré-auricular (mulheres, incisão da pele pós-tragal; e em homens, incisão pré-tragal) e marcação da região da face na pele (Fig. 5-1).

A pele é elevada até o ponto de entrada no plano profundo, uma linha que vai do ângulo da mandíbula ao canto lateral do olho. Um retalho facial composto de pele, gordura subcutânea, SMAS (inferiormente) e gordura malar (superiormente) é elevado anteromedialmente a partir desse ponto. A linha do ponto de entrada do plano profundo, aproximadamente, aproxima a transição do SMAS fixo e móvel, com o SMAS móvel anterior a essa linha tendo um componente de tecido mole mais espesso o qual será utilizado para restaurar o volume da região mandibular posterior fronteira. O retalho plano profundo é penetrado nitidamente de inferior para superior com uma lâmina 15. Uma contundente dissecção usando espalhamento vertical com uma tesoura *facelift* libera os ligamentos cutâneo-massetéricos inferiormente. Isso eleva o retalho composto SMAS no plano sobre a fáscia parótido-massetérica. No aspecto mais superior da entrada do plano profundo pelo canto lateral do olho, a mesma técnica de dissecção romba é usada para identificar um plano superficial ao músculo orbicular do olho.

Conforme descrito anteriormente por Aston, a elevação malar assistida pelo dedo é usada para elevar um retalho composto de pele e gordura malar em direção ao sulco nasofacial (abertura piriforme). Os ligamentos cutâneo-zigomáticos separam os compartimentos superior e inferior de gordura e retalhos compostos superiores e são dissecados livremente com uma lâmina de bisturi de superior para inferior, permanecendo na superfície do músculo zigomático. Porque os nervos faciais inervam a superfície profunda do músculo orbicular dos olhos e a musculatura zigomática, eles são protegidos durante essa dissecção. A transição entre a fáscia superficial da profunda, se estende da eminência malar até o gonion verticalmente, incisão curta ou incisão do tipo *S-lift*, incisão retroauricular.

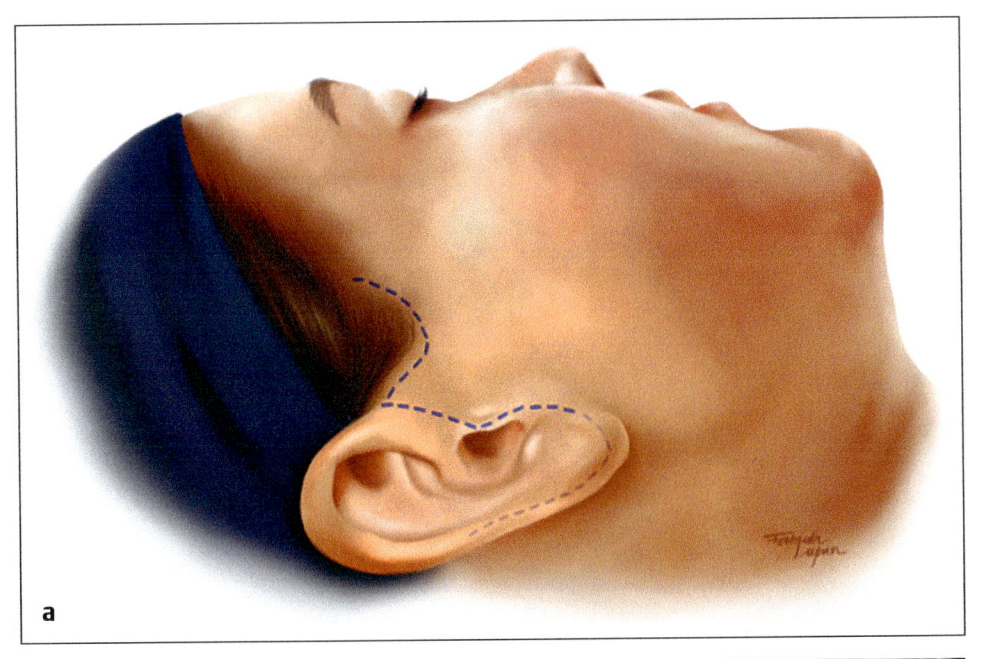

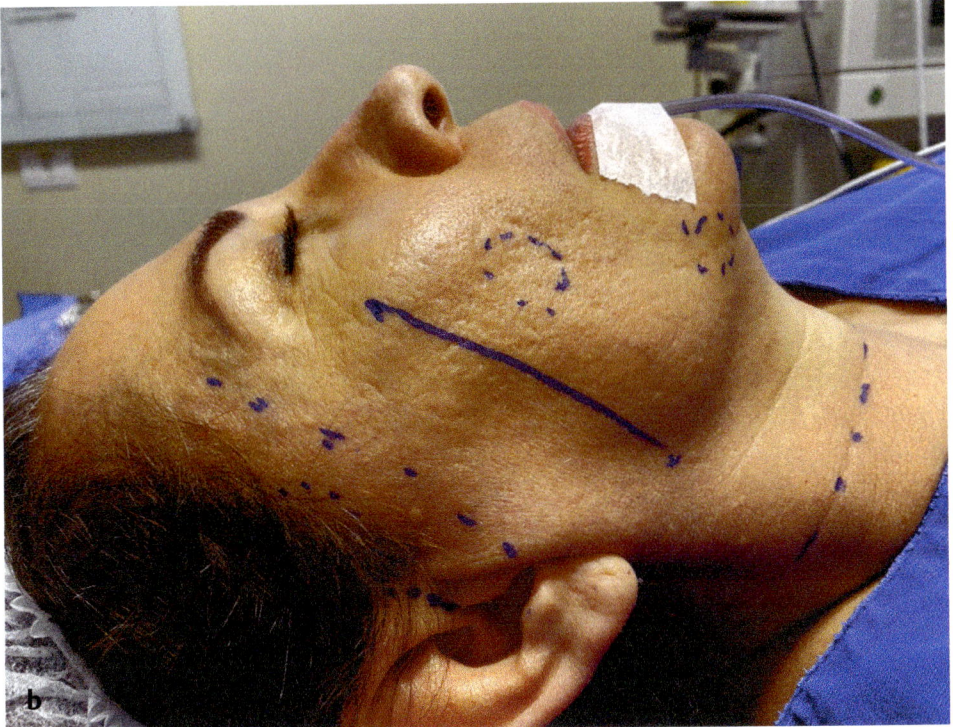

Fig. 5-1. (a, b) Marcação e incisão da pele.

CAPÍTULO 5

PASSO 1
INCISÃO

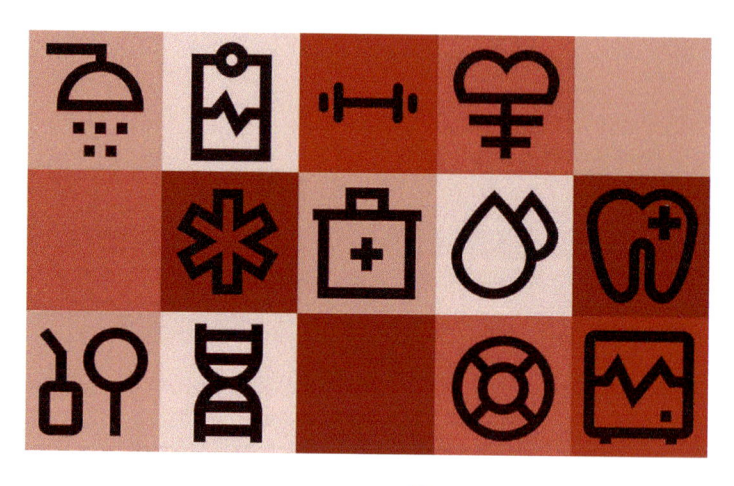

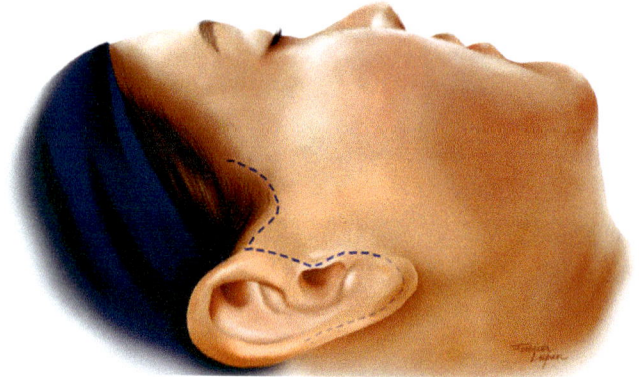

Incisão da região lateral da face: marcação da pele na região pré-auricular (mulheres, incisão da pele pós-tragal; e em homens, incisão pré-tragal) e marcação da região da face na pele.

Esta página tem conteúdo em Realidade aumentada.
Acesse o app IPO – Cirurgia Plástica Facial, clique em começar.
Aponte a câmera do seu smartphone ou tablet para a imagem acima.

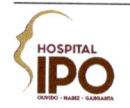

3. Após a incisão na região pré-auricular, a dissecção é realizada no plano subcutâneo e então prossegue no plano subcutâneo pré-auricular e é estendida no pós-auricular. A dissecção deve ser realizada proximal à musculatura facial, evitando-se cuidadosamente o músculo pós-auricular e o nervo auricular magno. A dissecção é realizada no plano pré-platismal no pescoço em direção à linha média. Para completar o componente subcutâneo pré-auricular, uma dissecção precisa é realizada até a linha diagonal estendendo-se do ângulo da mandíbula até a borda lateral do músculo orbicular do olho. O ângulo da mandíbula é usado como referência, porque muitas vezes representa a borda anterior da glândula parótida. O SMAS e as fáscias cervicais profundas são fundidos na parótida, o plano profundo não pode ser inserido até que a dissecção prossiga anteriormente à parótida e se estende da eminência malar até o gonion vertical e horizontalmente até a região da transição do SMAS da parótida e parte anterior da face, na região retroauricular descolamento do retalho de pele mais espesso e estende o descolamento em toda região anterior do pescoço, no plano subcutâneo (Fig. 5-2).
4. O ponto de entrada no plano profundo irá variar sutilmente com base na espessura do tecido mole, na complacência e se o procedimento for uma revisão. Quanto maior a espessura da face e/ou complacência, mais medial o ponto de entrada. Casos de revisão muitas vezes têm uma laterização. Deve-se aumentar o volume da região malar com o retalho mais espesso, atuando como enxerto de gordura pediculado.

A entrada segura no plano profundo pode ser alcançada criando-se pontos de referência e usando-os na definição de pontos menos óbvios da dissecção. O primeiro ponto de referência é estabelecido na borda lateral do músculo orbicular, inferior ao canto lateral. No plano profundo, ao contrário do que ocorre na ritidectomia composta, o músculo orbicular dos olhos não faz parte do retalho. Resultados máximos serão mais bem alcançados, tomando-se o cuidado de incorporar a maioria dos tecidos moles no retalho ao longo dos músculos mimético, facial e superior. Parte da dissecção temporal para orbicular pode ser realizada sem rodeios. A facilidade desta parte da dissecção, muitas vezes, prenuncia a facilidade da dissecção subSMAS. O plano profundo será inserido usando-se uma lâmina 15 para criar uma borda, que será usada para mobilizar e fixar o retalho complexo em um estágio posterior no procedimento.

A definição do plano profundo deve primeiro ser realizada logo acima do ângulo da mandíbula, onde o músculo masseter é um limite profundo óbvio e o SMAS é bem desenvolvido e incorporado com o músculo platisma. Categorizar o tipo de rosto do paciente é essencial para se prever a profundidade do plano. Rostos magros tendem a ter um rosto fino e pobre desenvolvimento do SMAS/platisma, e a diferença em profundidade entre a dissecção subcutânea e o plano profundo pode ser mínimo. O músculo platisma será encontrado à medida que se avança mais profundamente na dissecção. O platisma pode ser reconhecido por suas fibras musculares transversais em contraste com as fibras musculares orientadas verticalmente do músculo masseter profundo. Uma vez abaixo do SMAS, o tecido fibroareolar representando o espaço potencial e definindo o plano profundo torna-se evidente. Nesse ponto, é fácil dissecar sem corte o tecido fibroareolar para se estabelecer ainda mais o plano profundo. Muitas vezes, a dissecção romba pode deslizar anteriormente, passando do músculo masseter para a área perioral com pouca resistência. Ligamentos cutâneos masseterais menores podem ser encontrados, mas estes são confortavelmente lisados. Se o tecido fibroareolar, que representa o plano profundo, não for encontrado, uma extensão

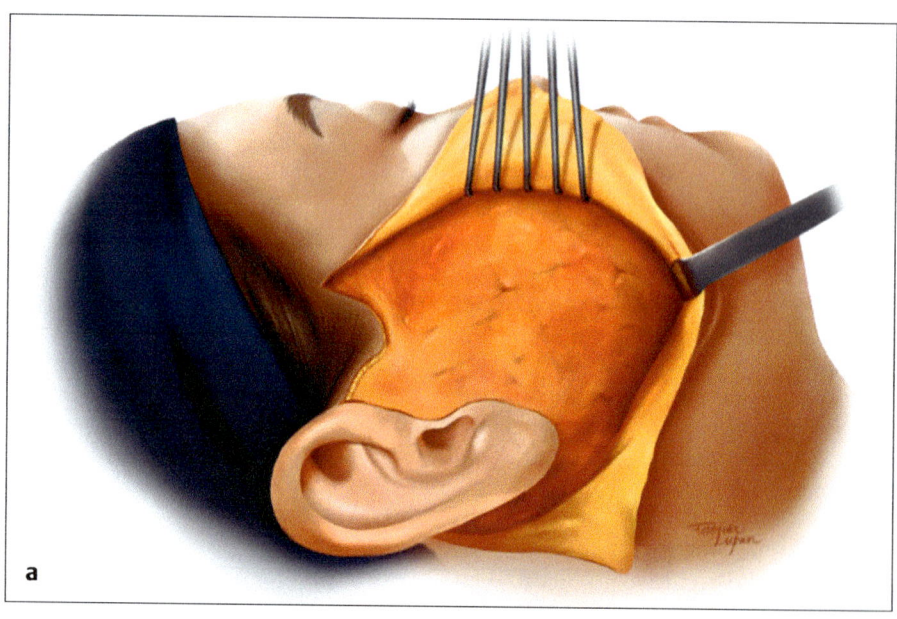

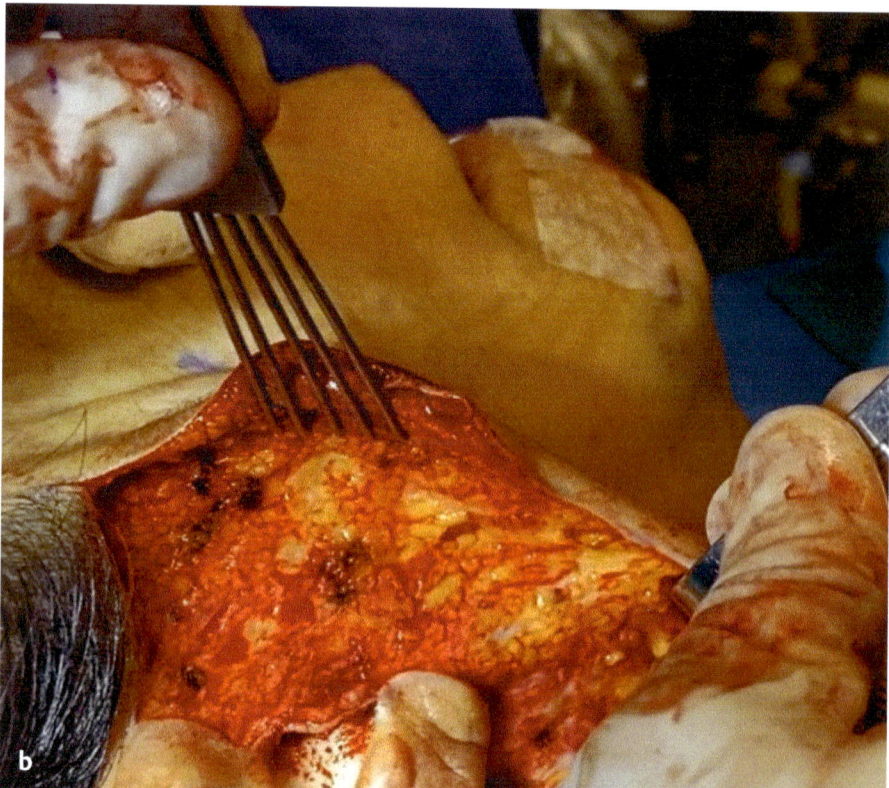

Fig. 5-2. (**a**, **b**) Incisão e descolamento da pele.

PASSO 2
DESCOLAMENTO DE PELE

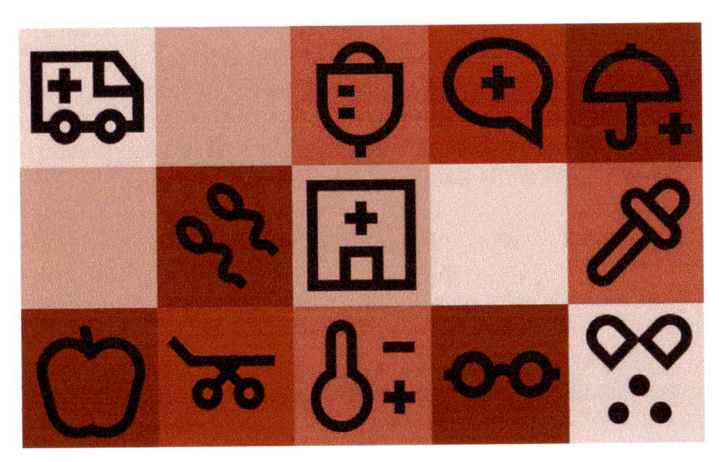

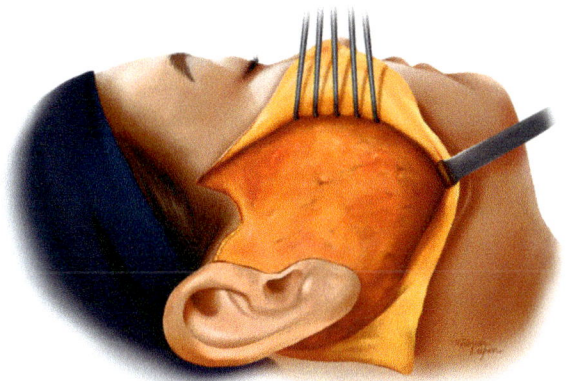

Após a incisão na região pré-auricular, a dissecção é realizada no plano subcutâneo e então prossegue no plano subcutâneo pré-auricular e é estendida no pós-auricular. A dissecção deve ser realizada proximal à musculatura facial, evitando-se cuidadosamente o músculo pós-auricular e o nervo auricular magno.

Esta página tem conteúdo em Realidade aumentada.
Acesse o app IPO – Cirurgia Plástica Facial, clique em começar.
Aponte a câmera do seu smartphone ou tablet para a imagem acima.

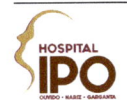

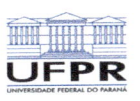

anterior da glândula parótida pode inibir a entrada nesse plano. A dissecção deve prosseguir medialmente até a a borda posterior da parótida, e o tecido fibroareolar que representa o plano profundo torna-se evidente. O segundo ponto de referência, o músculo masseter, agora torna-se evidente. É coberto pela camada superficial da fáscia cervical profunda, que protege a face subjacente do nervo. Esse ponto de referência, junto com a borda lateral do já definido músculo orbicular dos olhos, permite adentrar no plano profundo a ser desenvolvido anteriormente sobre o músculo masseter e na gordura bucal em direção à boca. No plano profundo o desenvolvimento também é realizado superiormente à borda inferior do músculo zigomático maior. O plano profundo é geralmente avascular, exceto ao redor do zigoma e das regiões submalares. O sangramento pode ocorrer nas artérias faciais ou labiais se a dissecção for traumática. Visto que ramos do nervo facial acompanham essas artérias, um cautério monopolar deve ser evitado. A pressão simples e evitada e anestesia hipotensiva irão normalmente tamponar qualquer sangramento que possa ser encontrado.

Neste ponto do procedimento, a única região que ainda não foi dissecada é a ponte de tecido mole inferior à inicial dissecção orbicular e superior à dissecção do masseter. A dissecção afiada é necessária nessa área, onde os ligamentos zigomáticos cutâneos serão encontrados. A liberação desses ligamentos é necessária para mobilizar totalmente o meio da face, especialmente a região de gordura malar, e influencia positivamente as dobras nasolabiais e restaura a largura malar. Esses ligamentos não podem ser lisados sem rodeios: a falha em liberá-los limita severamente a extensão da mobilização do meio da face e dificulta o resultado. Se os ligamentos não forem liberados, o procedimento será definido como uma ritidectomia de plano profundo modificada. Usando os planos inferior e superior definidos, pode-se cortar confortavelmente esse ligamento de retenção. Uma vez medial, a dissecção romba pode frequentemente ser usada para continuar anteriormente ao longo do músculo zigomático principal. Deve-se tomar cuidado durante esta parte da dissecção para incorporar a maioria da gordura malar, deixando um músculo zigomático principal relativamente esqueletizado. Uma combinação de dissecção romba e nítida é realizada anteriormente ao sulco nasolabial. Fazer uma dissecção suave nessa região para proteger o ramo labial do nervo facial, que se torna superficial e pode ser lesado por dissecção excessivamente vigorosa. Deve-se tomar cuidado para preservar essa ramificação do músculo zigomático principal à medida que se viaja para a derme inferiormente. A face média é desenluvada no plano de clivagem embriológica neste ponto do procedimento. A dissecção de plano profundo pode ser estendida de várias maneiras e personalizada para a extensão das alterações do envelhecimento, o tipo de tecido mole e a dificuldade no pescoço. Em casos padrões, a liberação dos ligamentos de ancoragem no ângulo da mandíbula eliminará a força contrária puxando a região inferomedial da face, evitando falhas no pescoço e estendendo a longevidade do resultado. Em casos de tecidos moles rígidos não conformes, de revisão e de anatomia difícil do pescoço, a extensão adicional da dissecção de plano profundo liberando o ligamento cervical irá criar um músculo platisma ainda maior e uma mobilidade do retalho, maximizando os resultados laterais do pescoço e a longevidade. Desde o plano profundo definido com a camada superficial da fáscia cervical profunda como um guia, a posterior dissecção inferior e liberação dos ligamentos de retenção cervicais pode ser realizada com segurança. Primeiro, a região entre o ângulo da mandíbula e a artéria facial pode ser minada inferolateralmente abaixo do ramo da mandíbula por dissecção romba. Embora esta seja geralmente uma dissecção não traumática, o nervo mandibular marginal pode ser esticado em faces rígidas e certos casos de revisão.

Desde que o meio da face inferior (no ângulo da mandíbula) e o músculo platisma posterior (no músculo esternocleidomastóideo) sejam fixados pelos ligamentos retentores cervicais, a liberação parcial a total dos ligamentos é um caso específico graduado da abordagem para mobilizar ainda mais o meio da face, para uma maior extensão do complexo do pescoço do músculo platisma lateral. Usando o plano profundo previamente dissecado no meio da face como um guia, o meio da face pode ser retraído para definir a borda posterior do músculo platisma entre o grande nervo auricular e a veia jugular externa. A dissecção afiada do ângulo da mandíbula com uma lâmina 15, procedendo inferiormente ao longo do platisma posterior ao nível da camada superficial da fáscia cervical profunda, inicia a liberação do ligamento. A dissecção nesse plano pode continuar medialmente de forma conservadora com a tesoura, ou continuar com uma lâmina de bisturi número 15. Os ligamentos continuam medialmente, mas só precisam ser liberados para a mobilidade desejada. No caso de anatomia difícil do pescoço, como glândulas submandibulares ptóticas, um corte posterior pode ser incorporado no músculo platisma. Isso pode ser executado na distância de dois a três dedos abaixo e paralelamente ao ramo da mandíbula em direção à linha média e, pode-se estender até medialmente, como a cápsula submandibular. O corte traseiro de platisma pode ser girado e fixado superolateralmente em direção à mastoide para fornecer suporte adicional para as estruturas laterais do pescoço. Uma vez que as transecções do platisma podem levar a sulco e síndrome do pescoço tenso, reservamos isso apenas para casos mais graves.

Uma vantagem adicional da extensão da liberação é a exposição mais completa da glândula parótida e uma visão da anatomia subplatismal lateral do pescoço. Depois de desenluvar o meio da face no plano profundo, as estruturas profundas faciais que contribuem para o envelhecimento, como a gordura bucal, podem ser avaliadas individualmente. O coxim adiposo bucal é coberto pela camada superficial da fáscia cervical profunda. À medida que o esqueleto facial encolhe sutilmente, a fáscia pode-se tornar fraca ou ptótica, fazendo com que o coxim adiposo bucal se torne pseudo-herniado. Esse processo é semelhante ao conceito de pseudo-herniação da gordura orbital, que contribui para as alterações do envelhecimento ocular. A pseudo-herniação do coxim gorduroso bucal pode contribuir para uma papada ou até mesmo uma aparência "atrevida" e pode ser avaliada individualmente *in vivo* a partir da dissecção do plano profundo. Uma vez que o paciente esteja em decúbito dorsal no intraoperatório, uma plenitude ou protuberância do coxim adiposo bucal subestimará sua contribuição para uma papada e deve ser correlacionada com fotos pré-operatórias para se fazer um julgamento preciso sobre a quantidade e a posição da excisão de gordura bucal. Se a pseudo-herniação de gordura bucal estiver presente, faremos um pequeno entalhe na incisão através da fáscia cervical profunda usando tesoura. O assistente cirúrgico aplica pressão no coxim adiposo bucal, enquanto uma quantidade conservadora de gordura bucal é suavemente provocada através da incisão de corte e ressecada usando-se cautério bipolar, com atenta observação para quaisquer contrações faciais. O contorno do coxim adiposo bucal imediatamente torna-se mais linear, muitas vezes após a excisão de apenas uma pequena quantidade de gordura bucal. Se muita gordura bucal herniar através da incisão do entalhe, então deve ser cuidadosamente colocada de volta no bolsão subfascial. A ressecção excessivamente agressiva da gordura bucal pode criar uma prega facial perioral não natural. Esta última manobra completa a dissecção do meio da face, que é repetida no lado contralateral.

Na região lateral da face, após o descolamento da pele, a dissecção é feita no plano subcutâneo da margem lateral do músculo orbicular até a região do ângulo da mandíbula (em torno do lóbulo da orelha abaixo do subcutâneo) e identificada a fáscia auricular do platisma (PAF), estendendo-se do tecido conjuntivo periauricular e fáscia do esternocleidomastóideo à borda posterior do músculo platisma. Os ramos do nervo facial são profundos a PAF e ao ramo terminal do nervo grande auricular, estão na parte posterior da PAF ou dentro da lâmina profunda da PAF, faz marcação na fáscia e incisão da mesma para entrar no plano profundo da face (Figs. 5-3 a 5-6), descolamento subfascial com exposição dos músculos orbiculares e zigomáticos e, liberar o ligamento zigomático massetérico através de transiluminacao ou através de lupa para distinguir as fibras do nervo facial, liberando a fáscia profunda até a região do sulco nasogeniano.

Depois de identificar o músculo orbicular e os músculos zigomáticos maior e menor (identificar a borda lateral do orbicular e logo o músculo zigomático maior), existem fibras que saem do músculo zigomático e se fundem com o SMAS. Ao liberar essas fibras conseguiremos um retalho da região malar e melhor reposição das estruturas. Na borda posterior do músculo zigomático maior os ramos do nervo facial são vulneráveis onde eles cruzam a face posterior do músculo zigomático maior apenas abaixo do arco zigomático. Fazer uma liberação da fáscia sob visualização direta dos músculos zigomáticos e estender a dissecção até a prega nasolabial. A dissecção e então corre para a região inferior da face, e a dissecção da região pré-zigomática é unida com a dissecção subplatismal. Os ligamentos fibrosos entre os dois planos são separados por dissecção com tesoura. A confluência dos músculos na região do canto da boca (modíolo) não é tocada. É preciso cuidado nessa região para não lesar os nervos. Identificar a área de perigo e prosseguir com segurança, colocar a ponta do dedo indicador na articulação interfalângica do polegar com a articulação interfalângica distal do índice reta. Se você colocar esse espaço abaixo do zigomático maior e ao longo do masseter anterior, é essa a região. O músculo zigomático maior origina-se do corpo malar próximo à sua junção com o arco malar. A origem do zigomático maior é coberta por camadas fasciais e areolares. Atravessando o tecido areolar estão ramos zigomáticos do nervo facial que são vulneráveis a lesões durante a dissecção das partes superiores do zigomático maior. A comunicação da pálpebra inferior é feita na junção suborbicular e dissecção *facelift* pré-zigomática, a dissecção preserva o músculo orbicular no retalho. Quando o plano suborbicular é conectado com o plano zigomático e o plano subplatismal, o ramo zigomático do nervo facial é protegido de lesão em dois locais: onde o ramo inferior passa sob a parte superior do ventre do zigomático maior e onde o ramo superior passa no topo da origem do zigomático maior.

Na região lateral do pescoço, liberar o retalho do platisma 1 cm abaixo do ramo da mandíbula, fazer a incisão e descolar a subplatismal.

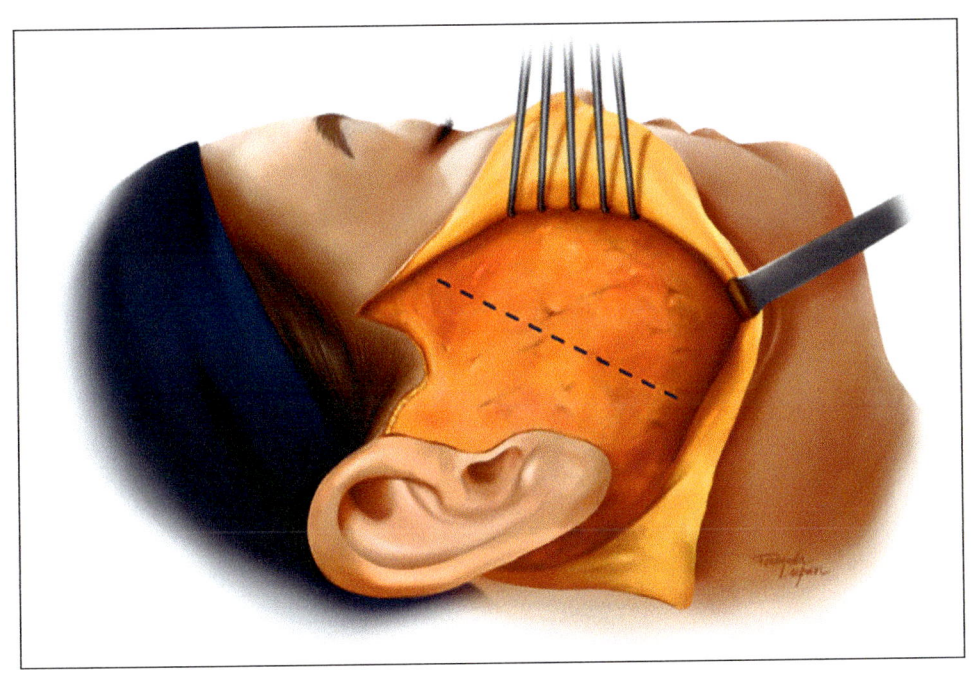

Fig. 5-3. Marcação e incisão do SMAS.

CAPÍTULO 5

PASSO 3
ENTRADA NO PLANO PROFUNDO

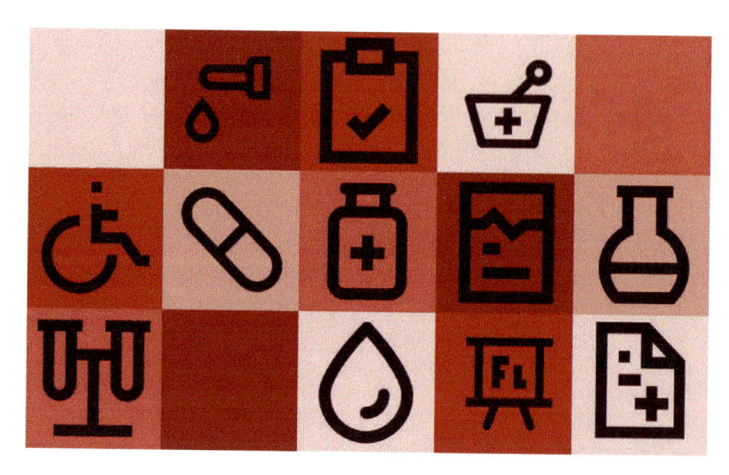

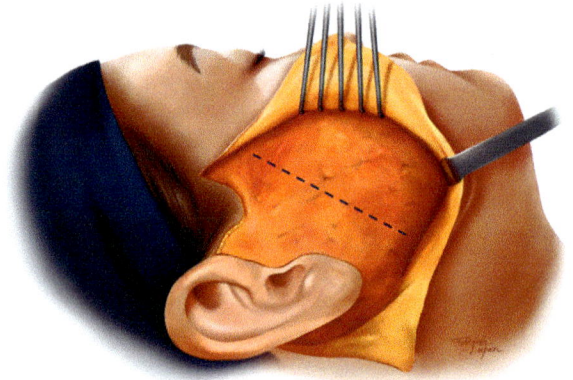

O ponto de entrada no plano profundo irá variar sutilmente com base na espessura do tecido mole, na complacência e se o procedimento for uma revisão. Quanto maior a espessura da face e/ou complacência, mais medial o ponto de entrada. Casos de revisão muitas vezes têm uma lateral. Deve-se aumentar o volume da região malar com o retalho mais espesso, atuando como enxerto de gordura pediculado.

Esta página tem conteúdo em Realidade aumentada.
Acesse o app IPO – Cirurgia Plástica Facial, clique em começar.
Aponte a câmera do seu smartphone ou tablet para a imagem acima.

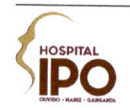

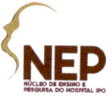

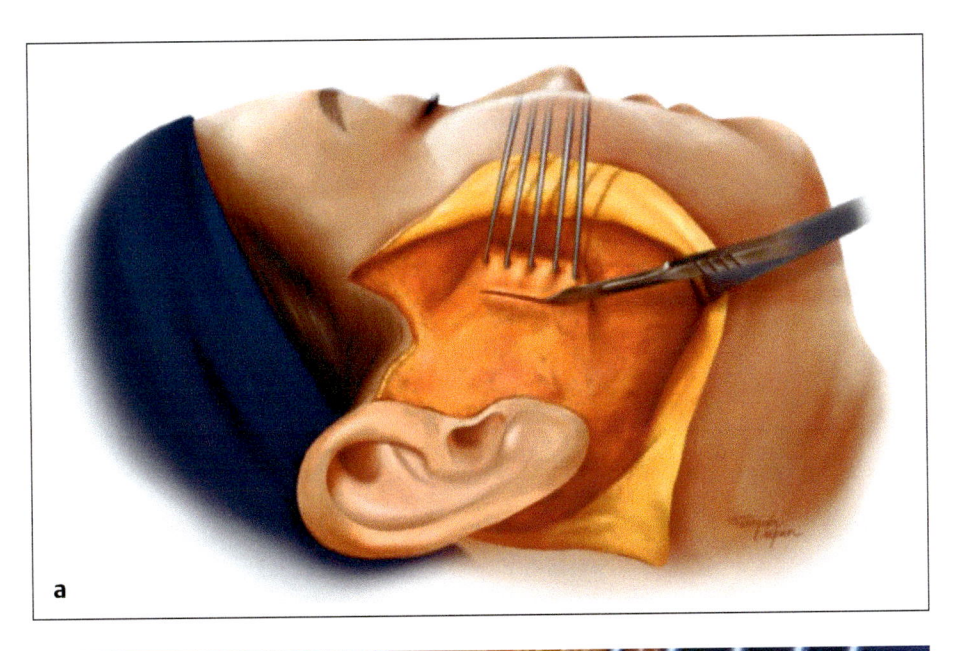

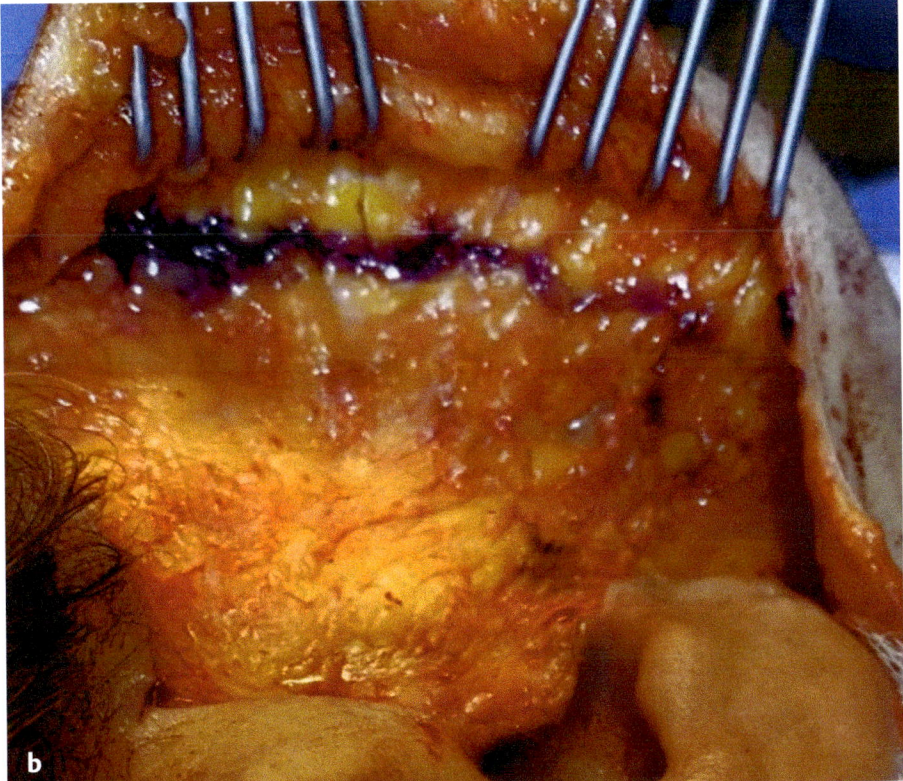

Fig. 5-4. (a) Incisão do SMAS. (b) Região de incisão do SMAS.

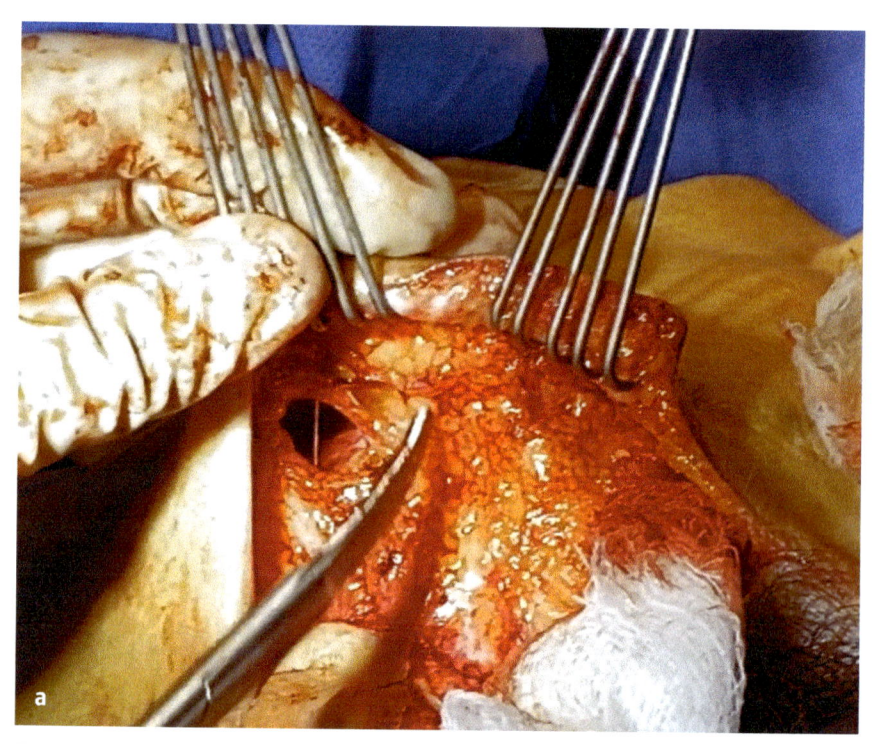

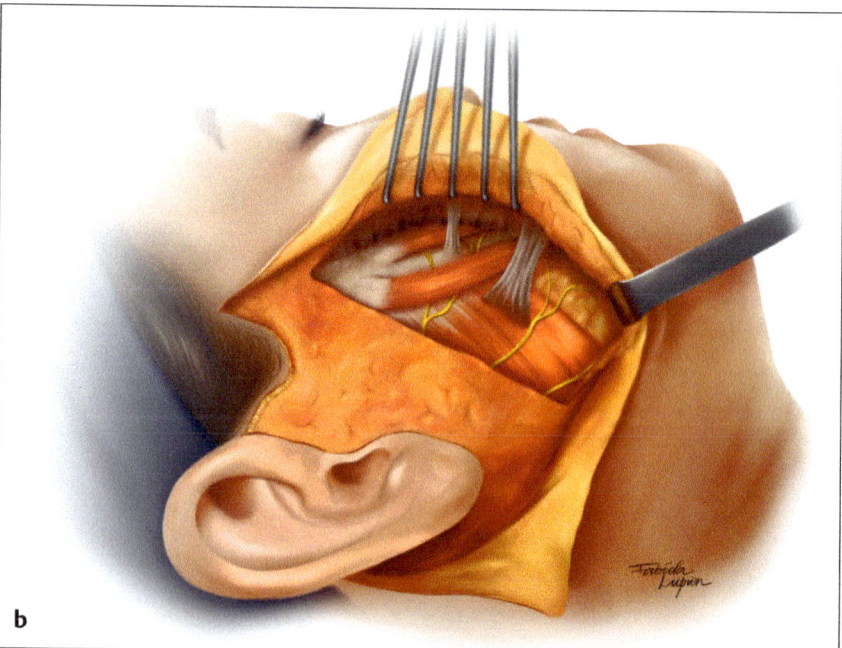

Fig. 5-5. (a) Abertura do SMAS. **(b)** Desenho esquemático do plano profundo, mostrando ligamentos, músculos e ramos do nervo facial.

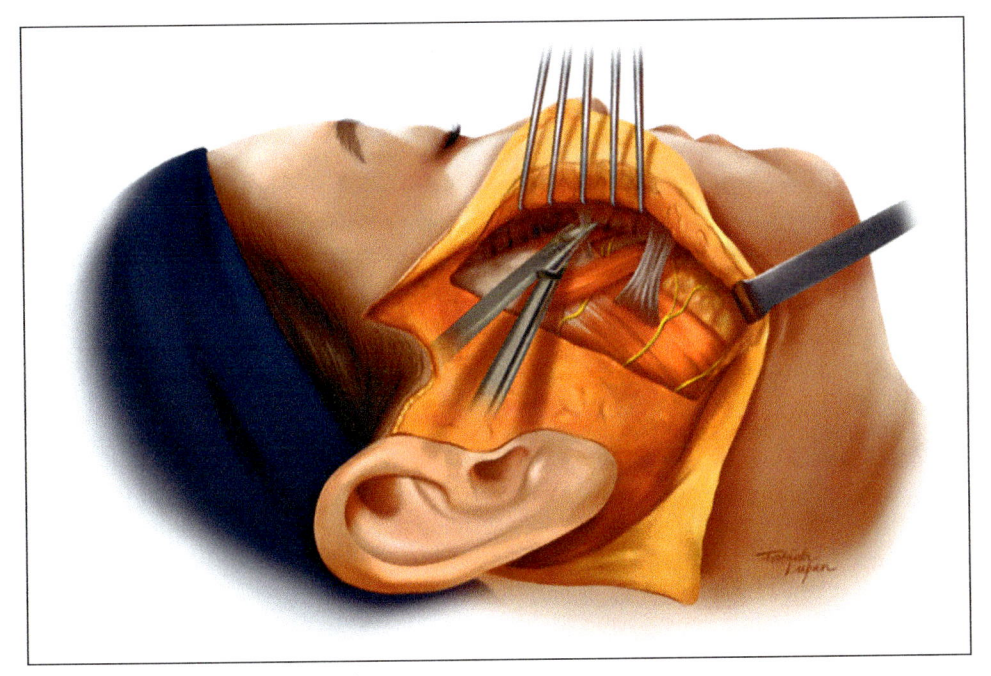

Fig. 5-6. Dissecção no plano profundo.

BROW LIFT

Dissecar a região frontal até a região supraorbital por vídeo expõe o músculo corrugador e o feixe neurovascular. Se avulsionar o corrugador (o m. corrugador move o supercílio medialmente e cria linhas verticais de expressão), você pode remover um pedaço da fáscia temporal bilateral para criar mais fibrose e aderência, evitando a queda do supercílio.

PESCOÇO E MENTO

5. Para completar a dissecção do pescoço, é feita uma incisão horizontal na prega submentoniana ou ligeiramente inferior a ela. Definir problemas superficiais do pescoço devidos ao envelhecimento profundo do pescoço é fundamental para o sucesso e para evitar uma "complicação de deformidade em cobra". As fotos pré-operatórias são referenciadas para definir o padrão, a simetria e o grau de bandagem do platisma e deposição de gordura, e para avaliar o triângulo submandibular/digástrico. Onde as alterações do envelhecimento do pescoço são superficiais e predominantemente mediais, estas podem ser tratadas de maneira significativa pela mobilização do meio da face; o envelhecimento profundo do pescoço é paramediano e deve ser abordado diretamente. O músculo digástrico frequentemente pode ser diferenciado do platisma seguindo-se os contornos do músculo e sua relação com o hioide. O músculo digástrico anterior se estende ao aspecto lateral do osso hioide e, em seguida, redireciona superolateralmente em contraste com o platisma mais medial, que irá cruzar e até mesmo obscurecer o hioide. Essa distinção é importante para orientar o tratamento posterior do pescoço. Tanto a gordura subplatismal quanto as glândulas submandibulares ptóticas são frequentemente vistas como plenitude paramediana. Após a incisão, a dissecção pré-platismal subsequente irá conectar a

dissecção submentoniana às dissecções faciais bilaterais. Cuidado deve ser tomado para compreender apenas o músculo platisma redundante na linha média. Após o pinçamento, o músculo redundante é ressecado. Os próximos passos dados serão definidos pela avaliação da gordura subplatismal e o componente da glândula digástrica/submandibular previamente avaliado. Uma vez que muitos cirurgiões podem não se sentir confortáveis tratando as estruturas subplatismais laterais (gordura, digástrica e glândula submandibular), é importante não tratar excessivamente as estruturas da linha média, platisma e gordura pré e subplatismal desproporcionalmente às estruturas laterais profundas do pescoço, ou então uma "deformidade em cobra" será criada.

A dissecção prossegue em plano subplatismal até que a cápsula da glândula submandibular seja exposta. A ressecção parcial do aspecto inferior do ventre anterior do digástrico perto do hioide é uma opção para o cirurgião experiente. Embora a ressecção quase total seja bem descrita, realizamos uma ressecção limitada da glândula submandibular, quando indicada, abrindo a cápsula medial e apenas ressecando a glândula herniada por cautério bipolar ou de sucção. Nossa abordagem conservadora é com base em questões relacionadas à remoção incompleta da glândula, vazamento salivar, potencial sangramento arterial tardio, riscos para o nervo mandibular e recuperação prolongada. A gordura subplatismal pode ser ressecada entre os músculos digástricos em indivíduos com deposição gordurosa subplatismal significativa. A região subplatismal tende a ser arterial e vascular, e portanto esteja preparado para lidar com o sangramento. Nós seguimos uma abordagem conservadora quando o triângulo digástrico/submandibular é ptótico e não está sendo tratado, pois a ressecção excessiva da gordura subplatismal pode realçar e/ou expor estes problemas estéticos laterais do pescoço. Além disso, o tratamento com excesso de zelo no pescoço profundo, especialmente em pacientes com pescoço longo e/ou tecido mole espesso, pode levar a uma esqueletização ou uma aparência de "pescoço dissecado" com irregularidades no pescoço.

Uma vez que qualquer excisão de gordura subplatismal é concluída, o músculo platisma redundante previamente ressecado é imbricado com suturas de *nylon*; *nylon* 4-0 é frequentemente usado próximo ao mento, enquanto suturas 3-0 são usadas até que o osso hioide seja encontrado. A imbricação do platisma não deve prosseguir abaixo do hioide para evitar a formação de cordas no músculo. Um dedo mínimo deve caber na lacuna entre a borda do músculo e o hioide em conclusão da imbricação. Em pacientes com extensão da bandagem de platisma, uma faixa anterior do platisma inferior até a última sutura de fixação também pode ser ressecada. Deveria ser observado que, mesmo nos contornos do pescoço severamente ptóticos, a ressecção do músculo platisma pode não ser necessária. Uma vez que a maior parte do contorno do pescoço será recriada pela suspensão vertical do platisma/SMAS no meio da face durante a próxima fixação do retalho, levantando verticalmente o meio da face no intraoperatório, isso mostrará o contorno final do pescoço e revelará qualquer gordura pré-platismal não tratada, possibilitando avaliar a necessidade de liberação do ligamento mandibular. O contorno da gordura pré-platismal completa o componente do pescoço. A maior parte do contorno da gordura é realizada submentualmente por uma dissecção nítida e direta nessa região. É preciso cuidado para manter uma camada uniforme de gordura na pele, evitando-se irregularidades e aderência dermoplatismal. A remoção de gordura deve ser muito conservadora, ou evitada, em pescoços com pele pobre de elasticidade confirmada por ritides horizontais profundas. Repetido levantamento vertical do meio da face mostrará o pescoço completo. Se acessível, o correr dos dedos ao longo da parte inferior da pele revelará áreas específicas que precisam de contorno. Ao contrário da liberação do ligamento cutâneo zigomático profundo, necessária para a mobilidade de todo o tecido mole da bochecha, a liberação do ligamento mandibular é realizada superficialmente e tem significado limitado. Quando estamos esqueletizando a borda inferior da mandíbula com acentuada dissecção subcutânea, a continuação superiormente sobre o facilmente definido ligamento causa a liberação deste; uma vez que é vascular, geralmente requer cauterização. Usamos essa versão na revisão de casos, em tecidos moles rígidos ou linhas de marionete significativas. O pescoço é copiosamente irrigado com múltiplas soluções salinas geladas e uma lavagem com betadine para minimizar a necrose residual de células de gordura que podem servir como um futuro nicho de infecção. O cautério é evitado no retalho cutâneo para prevenir a necrose cutânea tardia. A incisão submentoniana é fechada com *nylon* 5-0. A mobilização, a fixação e o fechamento do retalho continuam. Após a hemostasia inicial ser alcançada no pescoço e na região pós-auricular através do uso de cautério bipolar, um pequeno dreno é colocado através de uma incisão pós-auricular. Uma vez que o retalho complexo de plano profundo mais espesso for avançado e suturado proximal à incisão pré-auricular, são necessários um contorno específico do tecido mole pré-auricular e a ressecção. A nova profundidade criada deve ser consistente com a espessura da aba de plano profundo que será embutida. Esse processo garante que o volume que a aba complexa faz não resulte em alterações não naturais do pré-auricular normal e arquitetura tragal. O contorno subcutâneo pode ser usado para prevenir o alargamento facial.

Fazer incisão submentoniana, expor o músculo platisma, dissecar a região submentoniana e conectar com a dissecação pré-platismal D e E, liberar o ligamento mandibular por divulsão com tesoura de íris, retirar gordura excedente submentonina e subplatismal (se necessário, o retalho é desengordurado com uma tesoura Mayo; uma espessura uniforme de gordura deve ser deixada), dissecar o platisma e elevar o mesmo com uma pinça Allis e excisar o excesso do músculo platisma, com exérese de fita anterior e, se necessário, retirar a fita do ventre anterior do músculo digástrico, o platisma é aproximado desde o hioide até a cartilagem tireoide. Como geralmente não há músculo na linha média inferior, as bordas do platisma ocasionalmente precisam ser dissecadas para facilitar a aproximação, a sutura do platisma em U invertido, na região submentoniana com *nylon* 4-0 e sutura da pele com *monocryl* 5-0 e *nylon* 6-0. A tensão do platisma cervical é colocada em direção anterior e a tensão do platisma facial em direção posterior (Figs. 5-7 a 5-11).

CAPÍTULO 5

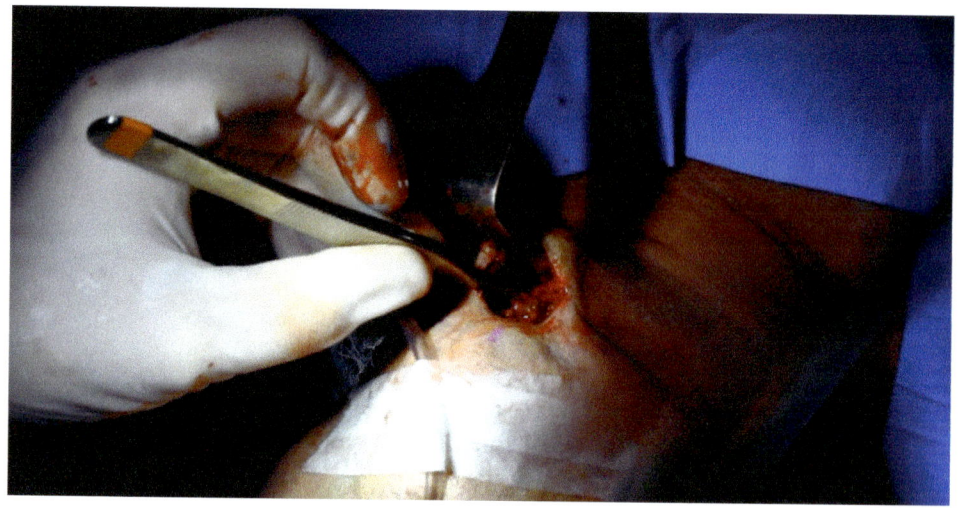

Fig. 5-7. Incisão submentoniana.

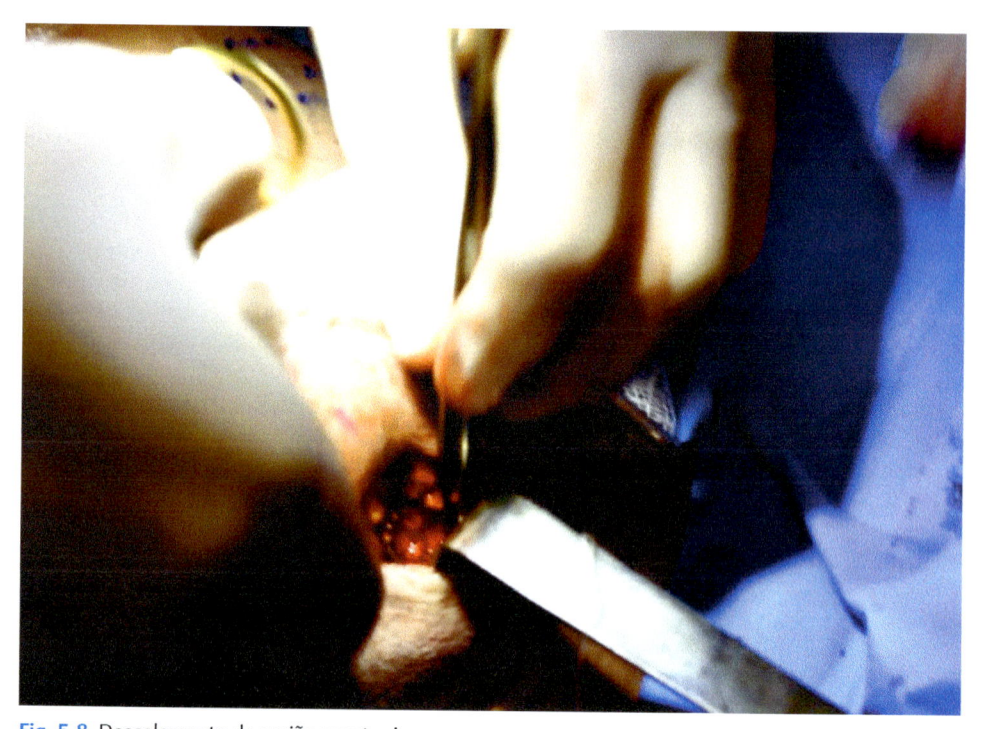

Fig. 5-8. Descolamento da região mentoniana.

SEQUÊNCIA CIRÚRGICA *DEEP PLANE FACELIFT*

PASSO 4
PESCOÇO E MENTO

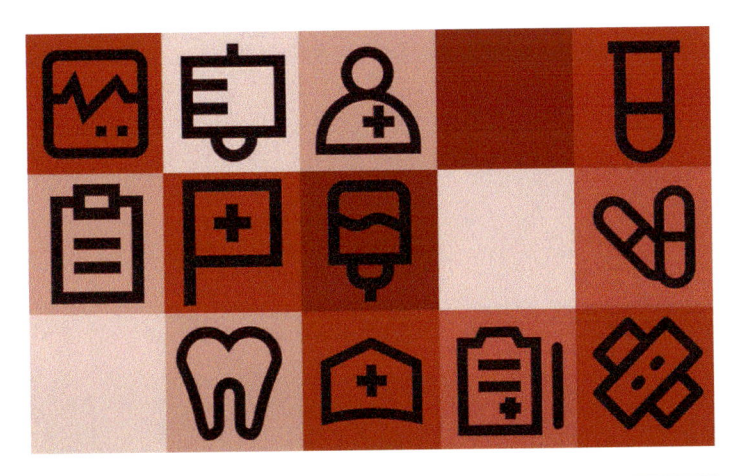

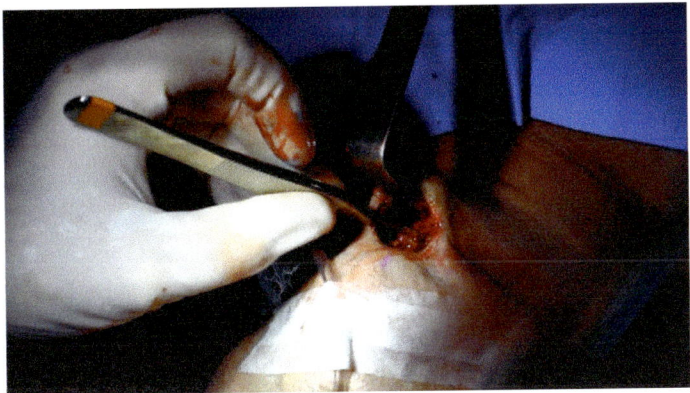

Para completar a dissecção do pescoço, é feita uma incisão horizontal na prega submentoniana ou ligeiramente inferior a ela. Definir problemas superficiais do pescoço devidos ao envelhecimento profundo do pescoço é fundamental para o sucesso e para evitar uma "complicação de deformidade em cobra".

Esta página tem conteúdo em Realidade aumentada.
Acesse o app IPO – Cirurgia Plástica Facial, clique em começar.
Aponte a câmera do seu smartphone ou tablet para a imagem acima.

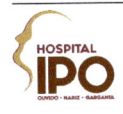

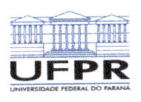

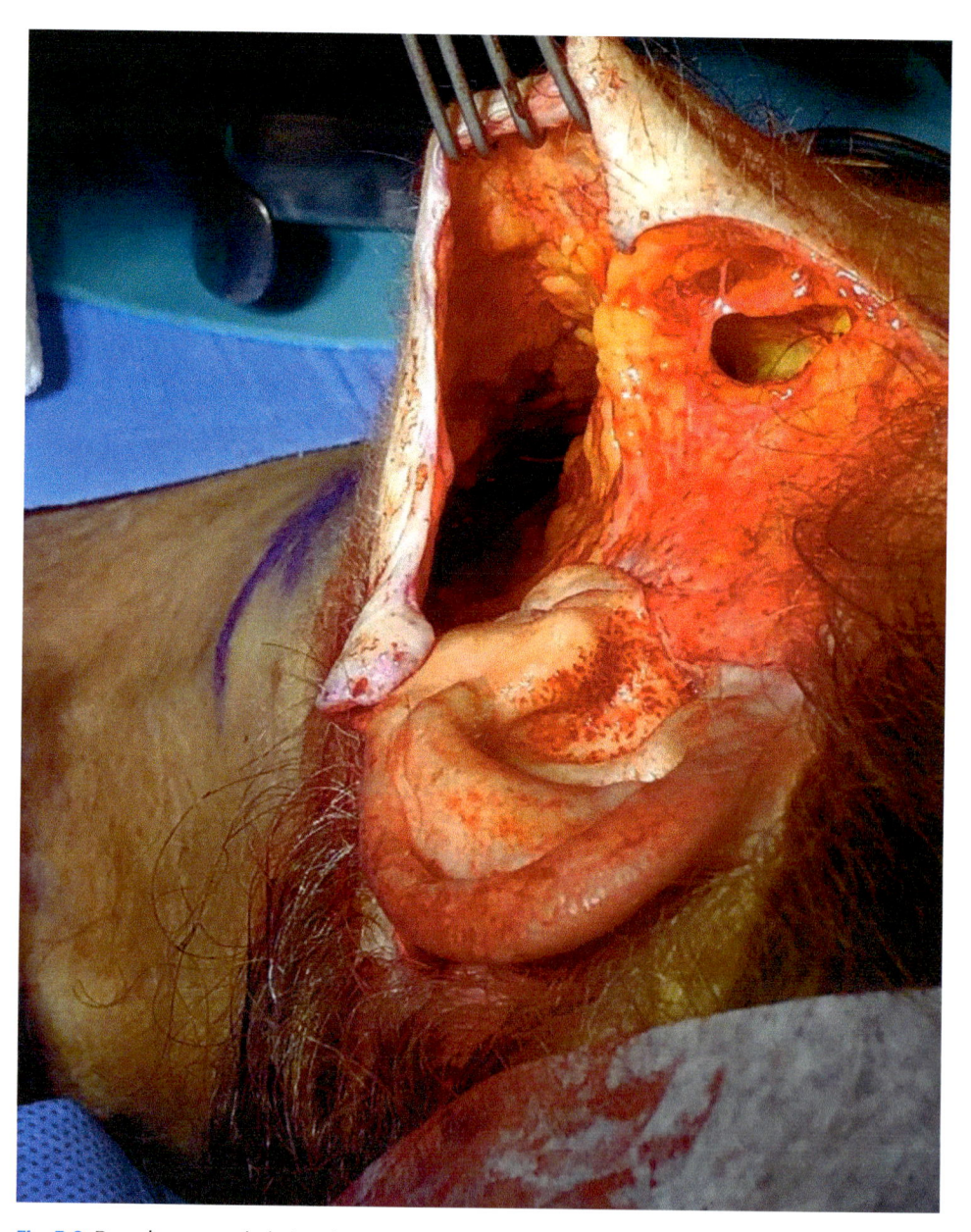

Fig. 5-9. Descolamento subplatismal.

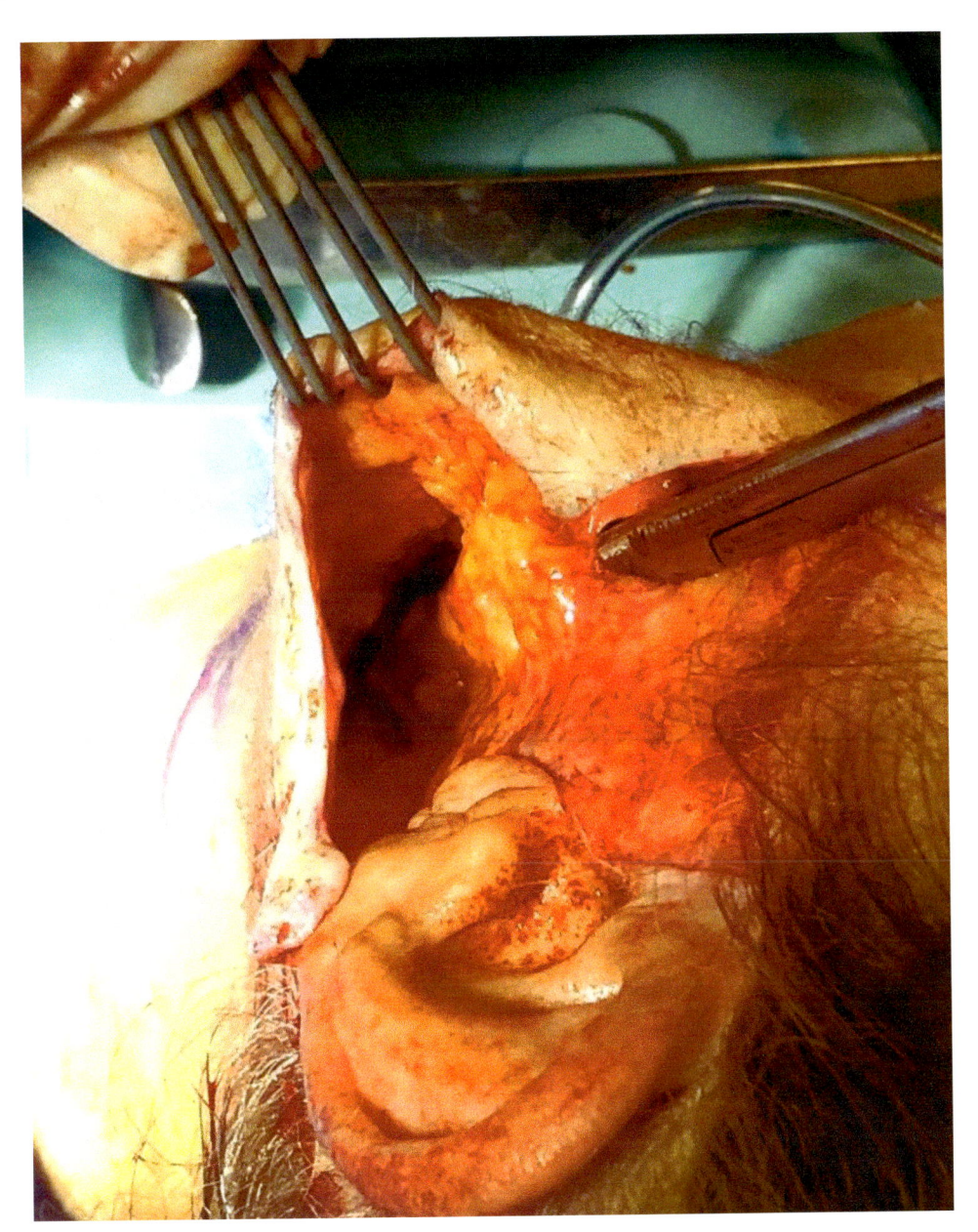

Fig. 5-10. Correção do platisma.

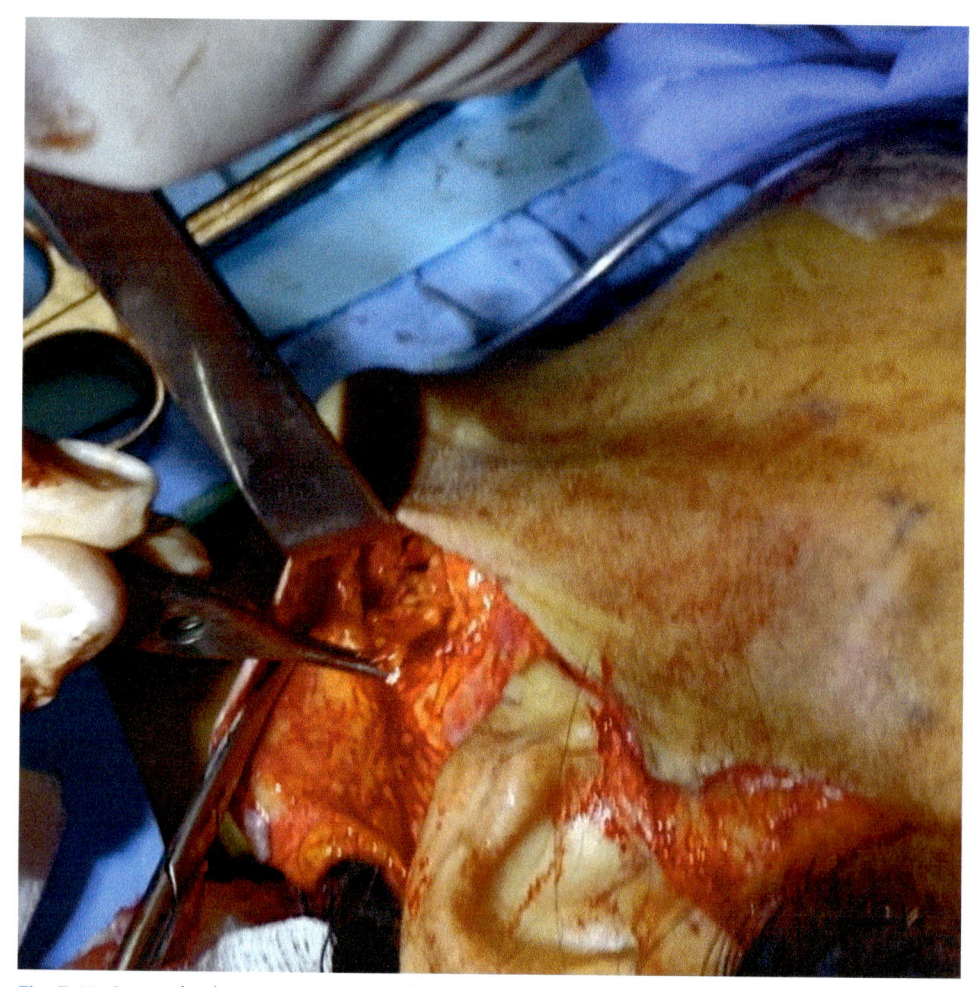

Fig. 5-11. Sutura do platisma no periósteo da mastoide.

Cirurgia para colocação de prótese de mento pode ser feita no mesmo tempo aproveitando-se a incisão inferior do mento; faz-se a dissecção do plano subcutâneo, a incisão entre o músculo mentual e platisma, eleva-se o periósteo e insere-se o implante de silicone ou porex, com fechamento do músculo usando *vicryl* 3-0 (faz uma sobreposição do músculo e fecha).

Complementar a região submentoniana com lipo de papada, se necessário.

Na região lateral do pescoço, a pele é elevada para fora do músculo platisma e a junção do platisma e MECM é marcado a partir do ângulo goníaco no aspecto inferior do ponto de entrada do plano profundo e se estende a 5 cm inferiormente ao longo da borda anterior do MECM. Depois de fazer uma incisão ao longo dessa linha com lâmina número 15, o platisma é elevado no plano da fáscia submuscular imediato com elevação acentuada, para que continue 1,5 cm anterior ao MECM.

PASSO 5
SUTURA DO PLANO PROFUNDO

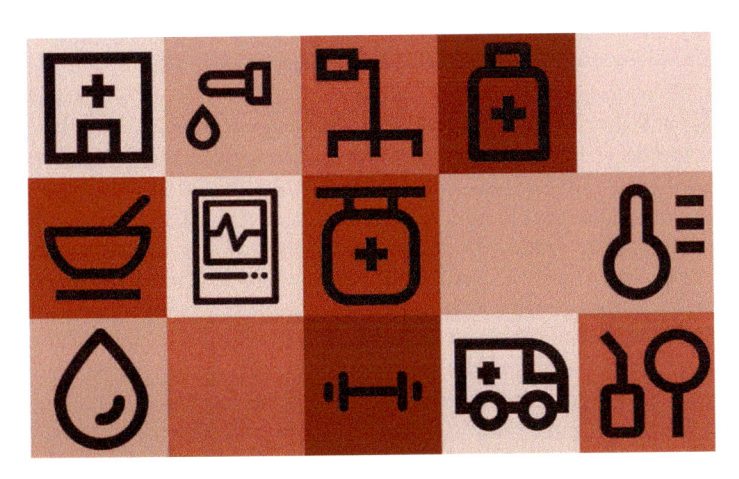

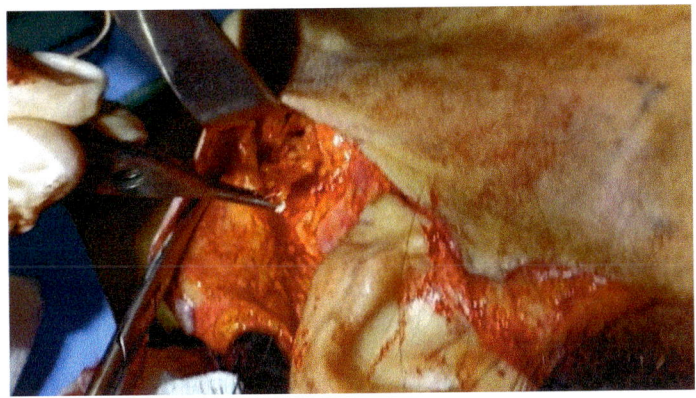

Cirurgia para colocação de prótese de mento pode ser feita no mesmo tempo aproveitando-se a incisão inferior do mento; faz-se a dissecção do plano subcutâneo, a incisão entre o músculo mentual e platisma, eleva-se o periósteo e insere-se o implante de silicone ou porex, com fechamento do músculo usando *vicryl* 3–0 (faz uma sobreposição do músculo e fecha).

Esta página tem conteúdo em Realidade aumentada.
Acesse o app IPO – Cirurgia Plástica Facial, clique em começar.
Aponte a câmera do seu smartphone ou tablet para a imagem acima.

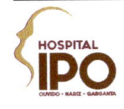

Em seguida, um afastador iluminado é colocado sob a borda do platisma elevado para fornecer contra tração, e o retalho subplatismal é dissecado com tesoura romba avançando anteriormente. O plano de dissecção imediatamente abaixo do platisma garante que os ramos marginais mandibulares e cervicais do nervo facial para baixo permaneçam profundos, na fáscia cervical. A fáscia cervical é contígua superiormente à fáscia parótido-massetérica. A dissecação imediatamente sob o platisma no pescoço abaixo do ângulo goníaco é um plano seguro, protegendo o ramo marginal do nervo facial. É análoga à dissecção subSMAS na bochecha, é um plano seguro de proteção dos nervos faciais. Os nervos faciais superiores ao ângulo goníaco encontram-se dentro da fáscia parótido-massetérica. Abaixo do ângulo goníaco, os nervos faciais viajam dentro da fáscia cervical. Esta aba subplatismal se conecta ao plano de dissecção subSMAS previamente criado durante a dissecção facial. A dissecção subSMAS e subplatismal é realizada anteriormente até o ponto onde a artéria facial cruza a mandíbula. Isso é aproximadamente a 4 cm da borda anterior do SCM. Nesse ponto, os nervos faciais tornam-se mais superficiais, e é uma área onde o ramo marginal está em risco. A dissecção nessa região deve ser evitada. A fim de reposicionar o componente de tecido mole do retalho composto sobre o ângulo goníaco, a miotomia platismal horizontal é feita 1 cm abaixo da margem mandibular. Isso permite que o retalho composto gire superior e posteriormente sobre a área goníaca. A miotomia platismal é de aproximadamente 4 cm de comprimento. Esse retalho composto é girado, e a sutura fixada superiormente sobre o gônio com *nylon* 4-0 em uma agulha PS-2 (na maioria dos casos) ou uma sutura PDS 3-0 (usada em pacientes com pele fina onde os nós podem ser palpáveis). O membro inferior do retalho platismal é então puxado logo abaixo da borda mandibular e suspenso posteriormente à fáscia da ponta da mastoide com fio de *nylon* 3-0. O restante do retalho composto facial é recolocado em um vetor vertical com cinco a sete suturas de suspensão colocadas no ponto de entrada, no plano profundo. A suspensão começa de inferior para superior ao longo da linha do ponto de entrada no plano profundo. O vetor de sustentação para o retalho composto nesta ritidectomia plana é oblíquo vertical. A anatomia do indivíduo determina o ângulo exato. Em um estudo de mais de 300 metades faciais, o vetor médio se aproximou de 60 graus em relação ao plano horizontal de Frankfort.

FECHAMENTO

6. É importante notar que o tecido subcutâneo só deve ser ressecado até a fáscia parótida, necessário para mantê-la intacta para ancorar o retalho avançado. O contorno geralmente não é necessário superiormente ao tragus, e a adição de tecido mole de um retalho mais espesso produzirá um alargamento sutil na região malar. Na verdade, durante a criação do retalho de plano profundo superiormente, uma entrada mais lateral, lateral ao músculo orbicular do olho, pode ser projetada para transferir uma aba mais espessa para a área malar lateral; isso produz os efeitos de enxerto de gordura, alargamento e volumização da face média superolateral. O contorno pré-auricular também pode ser usado para criar um afunilamento médio da face inferior, especialmente em pacientes com proeminentes glândulas parótidas. Uma vez que a fáscia parótida é alcançada por ressecção aguda, um cautério bipolar é usado para encolher a parótida do tragus inferiormente ao músculo esternocleidomastóideo e anteriormente sobre o músculo masseter. Grande cuidado e

observação facial pela equipe cirúrgica são necessários para evitar estimular o nervo facial. Redução significativa, estreitamento e escultura podem ser alcançados por esta técnica. Uma esponja embebida em betadine é aplicada para prevenir a infecção de necrose de gordura, quando bipolar é aplicado agressivamente. Embora a ênfase seja colocada na dissecção, os *nuances* de avanço do retalho são essenciais para maximizar os resultados e evitar problemas potenciais. Uma vez que o platisma/SMAS é um estilingue da região submentoniana através da face média, o objetivo é mobilizar e fixar o retalho complexo da forma mais vertical no vetor como outros fatores permitirão. Embora o vetor nunca seja verdadeiramente vertical, e muitas vezes paralelo ao vetor do músculo zigomático maior, o grau e a longevidade do resultado, tanto no contorno médio da face e do pescoço, estão diretamente relacionados à suspensão vertical. Variáveis como grau de redundância de tecidos moles, complacência, padrões temporais de cabelo, testa concomitante, tratamento, e se o caso é primário ou de revisão, também afetam o planejamento do vetor do retalho na ritidectomia. Em geral, em pacientes complacentes, excessivamente redundantes de tecido mole, este vai se mobilizar em grande medida e pode-se transferir para a região temporal e criar "orelhas de cachorro", a menos que incisões estendidas sejam usadas ao longo de todo o tufo de cabelo. Em casos extremos, a transferência vertical de tecido superior ao canto lateral pode causar uma rotação não natural nas linhas de tensão da pele relaxada e deve ser evitada. Criando um vetor mais posterior, angulando a aba no hélix, pode ajudar a evitar esses problemas. O agrupamento de tecidos moles também pode ocorrer, se a ritidectomia não for combinada com um levantamento de sobrancelha. Entre pacientes com linhas temporais limitadas, como homens, uma incisão de extensão anterior pode ser colocada a partir do tufo de cabelo em direção ao canto lateral em uma tensão relaxada da linha da pele para evitar esse dilema. Isso geralmente é reservado para pacientes mais velhos com ritides adequadas, especialmente homens. Essas questões enfatizam a necessidade de um planejamento cuidadoso. O problema oposto se apresenta na revisão de paciente ressecada. Nesse caso, há um déficit de partes moles pré-auriculares no plano horizontal, e um vetor vertical significativo não pode ser usado. O avanço do retalho com base posterior é necessário para fechar o defeito do tecido mole e remover a tensão da pele da ritidectomia anterior. Frequentemente, a liberação do ligamento mandibular também é necessária para maximizar a mobilização dos tecidos moles. Esses casos têm mais probabilidade de resultar em "falhas no pescoço", apoiando a necessidade de suspensão vertical e completa liberação do ligamento para resultados ideais no pescoço. Combinando problemas de vetor e tipos de tecidos moles com a localização das incisões periauriculares com base posterior, o avanço do retalho prossegue com um vetor vertical/posterior de inferior para superior usando suturas de *nylon* 3-0. Normalmente, a fáscia SMAS originando-se no ângulo da mandíbula pode ser avançada próxima ao lóbulo da orelha. Sutis diferenças na colocação das suturas também dependerão de variáveis como espessura do retalho e complacência do tecido mole. Em geral, optamos por colocar suturas enterradas e tão laterais quanto possível para eliminar problemas de transição significativos que possam ocorrer a partir do meio da face para a face superior. O tecido mole é ainda mais contornado como necessário, incluindo a ressecção da espessura do retalho redundante para recriar a arquitetura estética periauricular normal. A sutura mais superior do retalho de avanço pode ser *nylon* 4-0, se a borda do SMAS for fina.

PASSO 6
RETIRADA DO EXCESSO DE PELE E FECHAMENTO

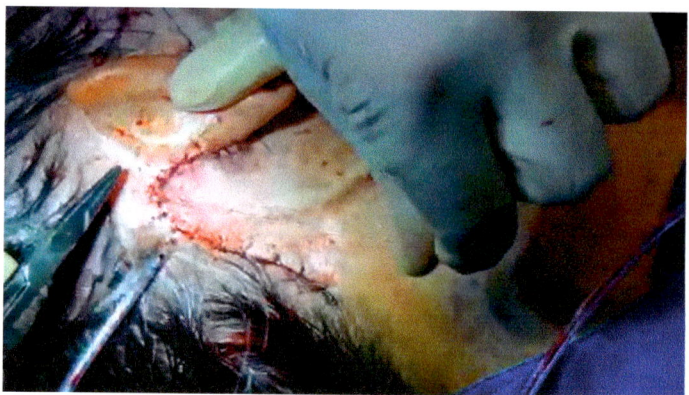

É importante notar que o tecido subcutâneo só deve ser ressecado até a fáscia parótida, necessário para mantê-la intacta para ancorar o retalho avançado. O contorno geralmente não é necessário superiormente ao trágus, e a adição de tecido mole de um retalho mais espesso produzirá um alargamento sutil na região malar.

Esta página tem conteúdo em Realidade aumentada.
Acesse o app IPO – Cirurgia Plástica Facial, clique em começar.
Aponte a câmera do seu smartphone ou tablet para a imagem acima.

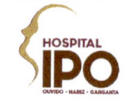

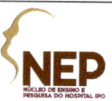

Se houver retenção cervical e ligamentos tiverem sido liberados, suturas com base inferior são usadas para suspender o músculo platisma posterior à região da mastoide. É imperativo ressuspender o platisma após a liberação do ligamento cervical. Caso contrário, o platisma irá realmente ser puxado para frente, afetando negativamente o contorno do pescoço. Tensão máxima, evidenciada pelo início de ondulações da derme, geralmente é criada ao nível do avanço do retalho da fáscia. Isso pode ser ajustado aos objetivos e à recuperação por período definido. É importante ressaltar que a tensão mínima ou nenhuma deve ser criada ao nível da pele para o resto da tampa. A lâmina 11 é usada para fixar com precisão a aba na parte superior do aspecto da hélice, uma vez que se conecta à incisão temporal com sutura *nylon* 5-0, que é usada para o resto do fechamento da pele. A extensão final da pele temporal anterior à incisão é concluída com base na prevenção de tecidos moles e no agrupamento ou formação de "orelhas de cachorro". Suturar com cuidado os tecidos da região temporal de forma meticulosa e, fazer as correções das bordas dos tecidos, de maneira que se tornem nítidas, e as suturas perfeitas. Suturas contínuas são usadas na borda dos cabelos. O fechamento continua pós-auricular em uma forma semelhante, usando uma sutura de aderência para combinar com a linha do cabelo posterior. A extensão da incisão posterior é também concluída inferiormente, mais uma vez com base em evitar aglomeração de tecido ou "orelhas de cachorro". Quando as incisões mais longas são necessárias, uma sutura subcutânea e interrompida com fio absorvível 3-0 ou 4-0 é usada no aspecto inferior mais espesso da linha do cabelo, na nuca, para evitar a propagação da incisão. Usando a observação supina pré-operatória e fotos como referência, a adaptação precisa do tecido mole é realizada para definir o lóbulo da orelha e manter a forma tragal e a espessura. A meticulosidade contínua irá recriar outros detalhes inatos e é necessária para produzir o fechamento da pele pré-auricular livre de tensão, permitindo incisão e linhas imperceptíveis. Como definimos, com mobilização de tecidos moles mais significativa, há uma necessidade maior de incisões estendidas tanto temporal quanto pós-auricularmente. Se uma incisão padrão limitada é desejada, como eliminar o componente pós-auricular de incisão, então dissecções de plano profundo mais limitadas podem ser realizadas em conjunto com o avanço e a fixação limitados do retalho. É necessário cuidado no planejamento para evitar aglomeração de tecidos moles. Claro, incisões padrões limitadas também restringem o resultado geral. Ao reposicionar o retalho liberado da face, avançando o retalho, suturar o platisma na linha da mandíbula e suturar o retalho na fáscia pré-parotídea com suturas 5-7 *mononylon* 4-0 ou pds 4-0, reposicionar a gordura malar, desde a região malar até o ângulo da mandíbula, respeitando os ângulos faciais medidos através do zigomático maior, teremos a posição correta dos tecidos, com rejuvenescimento das estruturas na posição adequada. Retalho do platisma é fixado na região retroauricular com *mononylon* 4-0, 3-0, excesso de pele pré e pós-auricular é excisado e inicia-se o fechamento. Na região pós-auricular, tomar cuidado com a linha do cabelo, para não criar um *gap*. Fazer o fechamento da região frontal com *nylon* 3-0 e fechamento da pálpebra superior, com sutura contínua com *nylon* 5-0 e sutura separada com 6-0, na pálpebra inferior usar sutura separada com *nylon* 6-0.
7. Colocação de dreno e sutura da pele com *monocryl* 5-0 sutura intradérmica e sutura da pele com pontos separados com *mononylon* 5-0 e 6-0.

8. Confecção da rede hemostática com *mononylon* 4-0, na região lateral da face e do pescoço.
9. Curativo: assim que o procedimento for concluído, uma pomada antibiótica tópica é aplicada em todas as incisões, e um curativo compressivo colocado no local. Esse curativo é liberado na região anterior do pescoço após o período inicial da sala de recuperação antes da alta. São colocados drenos no pescoço. Picos de pressão sanguínea são evitados durante o início da anestesia, e curativo de compressão de extubação é removido na manhã do segundo dia pós-operatório. Frequentemente, dois pequenos drenos são usados no pescoço em procedimentos de *facelift* plano profundo e removidos com o curativo. As linhas de incisão são cuidadosamente limpas com peróxido de hidrogênio e pomada antibiótica tópica aplicados três vezes ao dia.

    Cuidar para as suturas se tornarem imperceptíveis, como aquelas na linha do cabelo temporal, regiões submentonianas e pré-auriculares. Avanço do retalho procedendo de inferior para superior com suturas de *nylon* 3-0. (A) A camada superficial do músculo aponeurótico/platisma originada no ângulo da mandíbula pode ser avançada próximo ao lóbulo da orelha. (B) A tensão deve ser colocada nessa camada. Observe que as variações na espessura do tecido mole e nas condições do paciente, como o uso de nicotina, irão alterar a colocação desejada do retalho. A maioria das suturas é removida no 7º dia de pós-operatório. Ocasionalmente, suturas temporais ou pós-auriculares são retidas por mais alguns dias. As linhas de incisão são seladas com solução coloidal (ou outro selante de tecido) e fita de papel até que elas sejam subjetivamente definidas como maduras. Solução tópica para cicatriz é aplicada em seguida, diariamente, por duas semanas. A atividade é restrita para as primeiras duas semanas, com orientações gerais fornecidas para manter a cabeça elevada acima do nível do coração e da frequência cardíaca/pressão sanguínea dentro de seus intervalos normais relativos.
10. Retirar o curativo e a rede hemostática em 48 h, orientar drenagem linfática a partir do terceiro dia de pós-operatório.

COMPLICAÇÕES DO *DEEP PLANE FACELIFT*

CAPÍTULO 6

A ritidoplastia é uma cirurgia indicada para aliviar os sinais do envelhecimento da face e do pescoço. Para se evitar uma provável complicação, a seleção do paciente é tão importante quanto a cirurgia. Independente da técnica a ser utilizada, a consulta deve incluir uma completa revisão da história médica do paciente, tentando descobrir condições que poderiam levar a risco cirúrgico. Hipertensão arterial, doenças cardiovasculares, problemas pulmonares, diabetes, radioterapia prévia, antecedentes de complicação anestésica, assim como problemas de sangramento (uso de aspirina, anti-inflamatório, vitamina E, fumo, álcool) precisam ser pesquisados.

Os fumantes devem permanecer sem fumar, pelo menos, duas semanas antes da cirurgia. O cigarro tem uma relação muito grande com as complicações na ritidoplastia, inclusive o hematoma. Aos pacientes com mais de 50 anos, deve-se solicitar uma avaliação de risco cirúrgico com o clínico geral. Finalmente, o processo cirúrgico deve ser exaustivamente discutido com o paciente. Os tipos, o local e a extensão das incisões assim como o curativo e o uso de drenos devem ser explicados. Além disso, o paciente deve estar consciente do edema pós-operatório, da equimose, do desconforto e das restrições na dieta e da limitação das suas atividades normais por um tempo. Toda essa conversa e explicações antes da cirurgia previnem uma insatisfação do paciente no pós-operatório. Finaliza-se com a entrega de um adequado Termo de Consentimento Informado, para que o paciente o leia e assine, depois de esclarecidas todas as dúvidas que possam existir.

As complicações da ritidoplastia são baixas, independente da técnica utilizada, mas podem ocorrer. O cirurgião deve estar apto para reconhecer e tratar apropriadamente caso elas ocorram. A maioria desses problemas pode ser resolvida sem sequelas em longo prazo.

HEMATOMA/SEROMA

O hematoma maior talvez seja a complicação mais temida, porque exige uma ação imediata. A maioria ocorre nas primeiras 24 horas pós-cirurgia, causando dor, edema, pressão e equimose. Ele pode estar presente em 3-15% dos casos, dependendo da publicação. Os hematomas leves ou menores devem ser tratados pela aspiração com seringa e agulha rosa. Já os de evolução rápida podem significar sangramento arterial; portanto, o paciente deve ser levado de volta ao Centro Cirúrgico, a ferida deve ser aberta, identificado o vaso sangrante e realizada a ligadura do mesmo. Se o paciente for cooperativo, a intervenção pode ser feita sob anestesia local. Os hematomas pequenos requerem somente a compressão e drenagem com uma gaze, combinadas com a remoção de algumas suturas, para evacuar o fluido.

Os seromas podem ser acompanhados e, às vezes, são absorvidos espontaneamente, apesar de que a aspiração com seringa é indolor e deve ser priorizada. Não existe aumento estatístico significante da frequência (4%) de pequenos hematomas ou seromas entre todas as técnicas de ritidectomia utilizadas. Em alguns pacientes, mesmo em casos de pequenos hematomas, edema subcutâneo e certa irregularidade podem persistir por meses.

COMPLICAÇÕES DA CICATRIZAÇÃO

Podem ocorrer infecção (menos de 1%), cicatriz hipertrófica e hipoestesia da pele. O risco aumenta em pacientes diabéticos, fumantes ou imunocomprometidos. Um hematoma não evacuado pode levar à infecção. Ela pode ser evitada com a administração profilática de antibiótico no perioperatório. A infecção é rara e, quando existe, normalmente se resolve com o uso de antibiótico guiado pela cultura da secreção.

Necrose de pele acontece em menos de 1% dos casos, e a ocorrência é igual entre as técnicas. O fumo é o fator principal dessa complicação. O tamanho e a espessura do retalho, assim como a tensão durante a sutura, aumentam o risco nas porções distais do retalho. Entre as causas pós-operatórias se incluem o curativo muito apertado e o não diagnóstico de seromas, hematomas ou infecção. Normalmente é tratada clinicamente por meio de cuidados com a ferida e um seguimento mais estrito.

A cicatriz hipertrófica geralmente acontece na incisão retroauricular e se resolve espontaneamente. Suturas profundas adequadas diminuem a tensão na ferida cutânea. Não se deve ressecar muita pele para não aumentar a tensão durante o fechamento da incisão. Caso persista, ela pode ser tratada com injeções intralesionais seriadas mensalmente de triamcinolona. Em raras ocasiões, se faz necessária a revisão da cicatriz. Nesses casos a injeção intralesional de corticoide deve ser considerada.

LESÕES DO NERVO FACIAL

Lesão do nervo facial em ritidectomias é rara. A técnica de *deep plane* tem uma incidência muito baixa de paralisia ou parestesia do nervo facial, ao redor de 1-2%. Mesmo assim, é a complicação mais temida pelo paciente, e por isso essa possibilidade deve ser bem discutida e detalhada durante a consulta pré-operatória.

Os ramos do nervo facial mais comumente afetados são o temporal e o mandibular. Uma dissecção cuidadosa no plano subcutâneo na região temporal protege o nervo facial. Evitar uma cauterização agressiva dos tecidos ajuda a prevenir uma inadvertida lesão térmica do nervo.

A técnica do *deep plane* expõe mais os ramos bucal e zigomático do nervo facial. Mas não existe, segundo Jacono, significância estatística de risco de lesão temporária do ramo bucal do nervo facial em qualquer das técnicas comparadas à técnica da plicatura do SMAS. Também não existe diferença estatística significativa de lesão permanente do nervo facial comparando-se as diferentes técnicas.

Para evitar lesões nos ramos do nervo facial é importante que o cirurgião se mantenha num plano superficial aos músculos zigomáticos. Não violando a fáscia parótido-massetérica, durante a dissecção, se torna virtualmente impossível traumatizar o nervo mandibular marginal.

As lesões do nervo facial se recuperam espontaneamente, se o trauma não for completo. A reinervação pode ocorrer. Felizmente, uma grande porcentagem das paralisias regride.

ALOPECIA

Perda do cabelo após uma ritidoplastia é motivo de estresse em muitos pacientes. A incidência relatada é de 2,8%. A lesão dos folículos é mais comumente provocada pelo cautério do que pelo bisturi. A recuperação geralmente ocorre em 40 a 90 dias. Caso não ocorra, ela deve ser corrigida com transplante capilar ou rotação de retalho temporal.

Com a utilização da incisão pré-capilar, a alopecia praticamente desapareceu como complicação de ritidoplastia.

ANESTESIA OU HIPOESTESIA

A alteração da sensibilidade é mais pronunciada na região periauricular e persiste por três a seis meses.

A lesão nervosa mais comum na ritidoplastia é a do nervo auricular maior (1-7%). O cirurgião deve tomar cuidado elevando o retalho de pele pós-auricular num plano bem superficial. Caso ocorra secção do nervo, ele deve ser suturado com *mononylon* 10–0 instantaneamente, pelo risco de um neuroma dolorido como sequela.

FÍSTULA PAROTÍDEA

É uma complicação rara. A elevação subcutânea cuidadosa da região pré-auricular e infra-auricular pode evitar lesão da fáscia parotídea. Caso ocorra lesão, o reparo da glândula deve ser intraoperatório. A utilização de toxina botulínica e/ou uso de dreno de Pen-Rose por uma semana ajudam a minimizar os sintomas.

CONCLUSÃO

A ritidectomia é o procedimento padrão ouro para o rejuvenescimento da face. O cirurgião deve considerar vários fatores, tentando minimizar os riscos de complicações. Uma discussão detalhada com o paciente sobre os riscos e complicações cirúrgicas é um fator importante e, que deve tomar um tempo razoável da consulta médica.

São várias as complicações de ritidoplastia relatadas na literatura, mas estas citadas anteriormente são as mais frequentes e devem ser bem esclarecidas ao paciente, além de fazerem parte do Termo de Consentimento Informado.

Um pós-operatório cuidadoso, incluindo suporte psicológico, garante um bom resultado cirúrgico.

Assim, a técnica de ritidectomia escolhida deve ser feita com base na qualidade do resultado esperado, e não na provável complicação que poderá ocorrer.

Concluindo, a *deep plane*, apesar de ser uma cirurgia mais agressiva, apresenta o mesmo índice de complicações das outras técnicas de ritidoplastia (Figs. 6-1 a 6-5).

CAPÍTULO 6

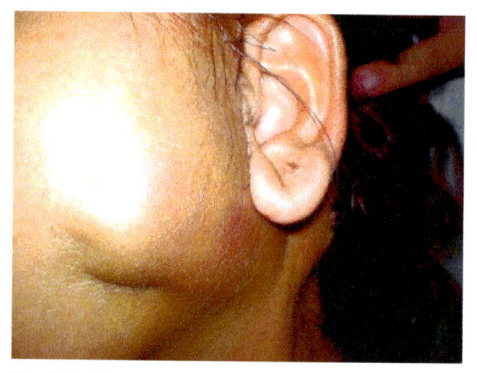

Fig. 6-1. Hematoma pós-operatório de cirurgia de ritidoplastia.

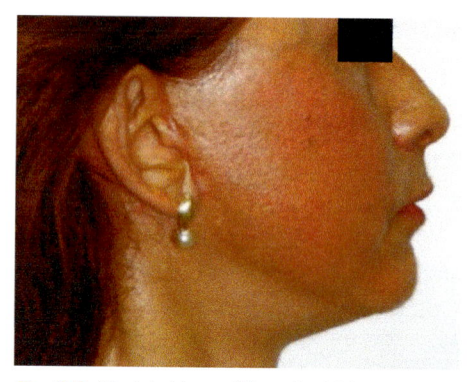

Fig. 6-2. Cicatriz hipertrófica pós-ritidectomia.

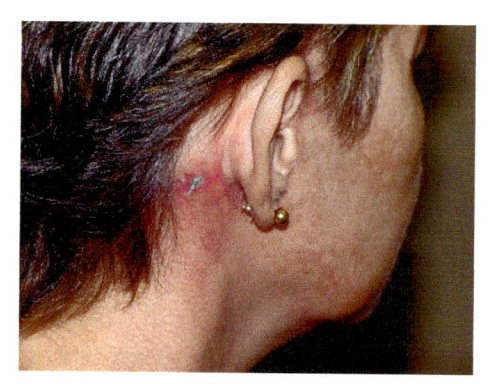

Fig. 6-3. Extrusão de fio de sutura pós-cirurgia de ritidoplastia.

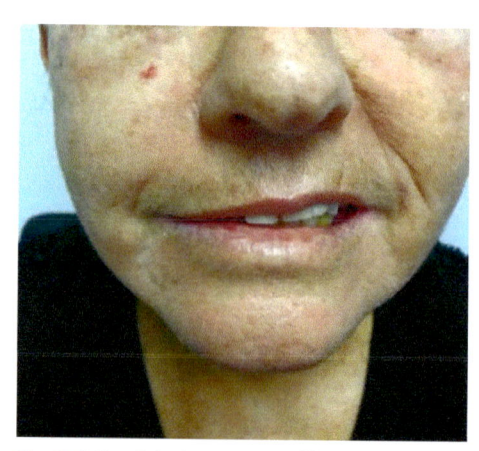

Fig. 6-4. Paralisia do ramo mandibular direito do nervo facial pós-ritidectomia.

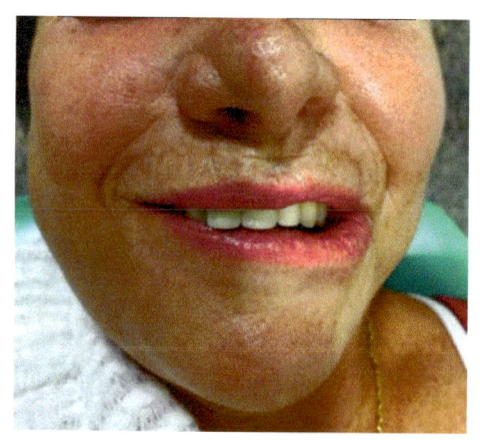

Fig. 6-5. Paralisia do ramo mandibular direito do nervo facial pós-ritidectomia.

ABORDAGEM E PAPEL DOS PROCEDIMENTOS FACIAIS PARA COMPLEMENTAÇÃO DO *LIFTING* FACIAL

O desejo pelo rejuvenescimento facial ainda é um desafio, mas o objetivo de se manter bem, com aspecto descansado e/ou jovem, por parte de todos (médicos e pacientes), obriga-nos a ampliar o horizonte no que tange as técnicas cirúrgicas e, atualmente, não é mais suficiente se concentrar apenas em um terço facial, uma ruga, ou seja, uma área isolada. Precisamos ter uma visão ampla, ver o rosto como um todo, pois o processo de envelhecimento é natural e multifatorial. Distintas áreas faciais devem ser tratadas de modos diferentes, para com isso oferecermos um só resultado, mais natural, efetivo e individualizado, ao nosso paciente.

Ao se falar de rejuvenescimento facial, é inegável uma certa ansiedade por resultados imediatos, tanto da parte do paciente quanto dos médicos. Por vezes, somos tentados a tratar os sinais do envelhecimento pulando algumas etapas. No entanto, em uma situação ideal, alguns princípios importantes devem ser respeitados durante o processo e projeto de rejuvenescimento facial. A indicação médica específica e correta associada ao momento exato da realização do procedimento e de seus retoques minimiza complicações e produz resultados surpreendentes para os pacientes. Existe uma gama de tratamentos que se complementam entre si e a premissa abaixo deve ser respeitada.

1. Cuidados com a superfície da pele (rugas, manchas e sulcos).
2. Atenção ao volume facial (diminuição e modificação da gordura e do esqueleto facial).
3. Tratamento da perda e ptose do contorno da face (área dos olhos, terço médio e contorno mandibular).

Segundo Obagi, "antes de qualquer procedimento, o condicionamento adequado é necessário para trazer a pele ao seu estado normal de tolerância, o que melhora os resultados e diminui as chances de efeitos colaterais". Os cuidados e os tratamentos pré e pós-operatórios contribuem para que os benefícios dos procedimentos sejam mantidos em alto nível. O que buscamos é proporcionar um aspecto de face saudável e atraente. Estes princípios são científicos e baseados na observação clínica diária. Mesmo assim, vale lembrar que são conceitos novos que evoluem em uma velocidade espetacular.

CUIDADOS COM A PELE

Muitos cirurgiões não são especialistas em pele, e nem precisam ser. Podemos desenvolver conceitos simples para benefícios dos pacientes ou compartilhar o tratamento com algum profissional mais especializado.

A pele sofre um processo de envelhecimento constante ao longo da vida e este processo poderia ser amenizado por simples processos de revitalização ou reestruturação da pele de maneira preventiva ou por meio de procedimentos mais elaborados e complexos em fase mais avançada de envelhecimento.

O Quadro 7-1 mostra a classificação do tipo de pele segundo Fitzpatrick e na Figura 7-1 a classificação Glogau.

Quadro 7-1. Classificação do Tipo de Pele Segundo Fitzpatrick

Fotótipo	Aparência	Reação à exposição solar	Pigmentação imediata (dura 6-8 horas)	Pigmentação retardada (dura 10-14 dias)
I	Pele muito branca, cabelo loiro ou ruivo, olhos claros e frequentemente sardas	Queima facilmente, nunca bronzeia	Nenhuma	Nenhuma
II	Pele clara, olhos claros, cabelo claro	Queima facilmente, bronzeia muito pouco	Fraca	Mínima a fraca
III	Pele clara, olhos e cabelos de cor variável	Queima um pouco e bronzeia gradualmente	Pouca	Baixa
IV	Pele moderadamente pigmentada a muito pigmentada	Raramente queima e bronzeia com facilidade	Moderada	Moderada
V	Escura ou do Sudoeste Asiático	Não queima e bronzeia	Intensa	Intensa
VI	Muito escura	Bronzeia facilmente	Muito intensa	Intensa

Tipo 1	Tipo 2	Tipo 3	Tipo 4
a	b	c	d
• Ausência de rugas • 20-30 anos • Poucas alterações pigmentares • Ausência de lesões queratósicas	• Rugas dinâmicas • 30-40 anos • Lentigos senis iniciais • Queratoses palpáveis (não-visível)	• Rugas estáticas • Acima de 50 anos • Melanoses e telangiectasias • Queratoses visíveis	• Somente rugas • Acima dos 60 anos • Coloração amarelo-acinzentada • Pode ter lesões malignas • Pele actínica

T. M. CALLAGHAN & K. -P. WILHE. Int. J. Cosmet. Sci. (2008) 30, 323-332

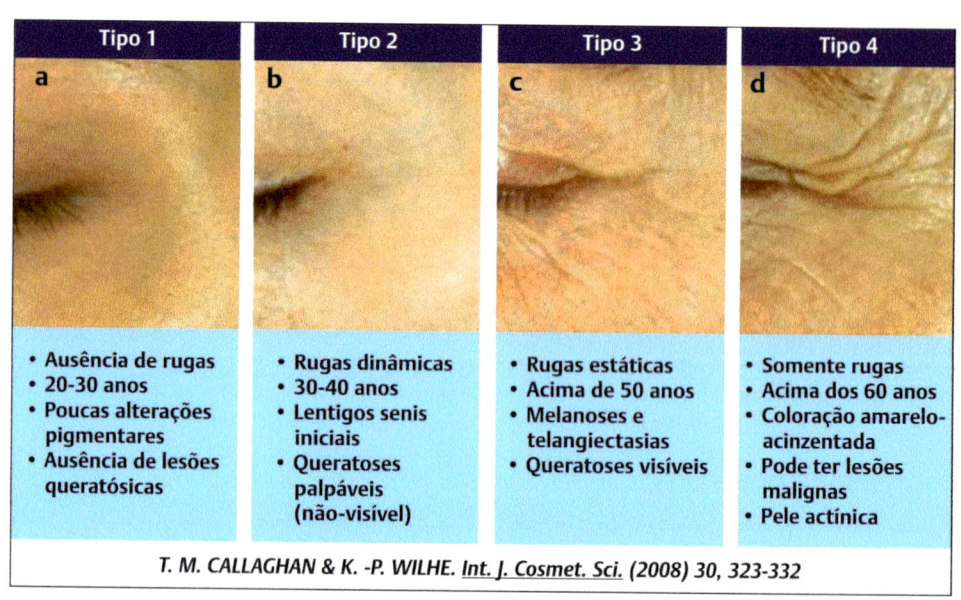

Fig. 7-1. Classificação de Glogau. (Fonte: T. M. Callaghan & K. P. Wilhe. Int. J. Cosmet. Sci. (2008) 30, 323-332.)

Ativos eficientes e básicos para o condicionamento e rejuvenescimento da pele:

A) *Ácido retinoico:* a vitamina A e seus derivados naturais e sintéticos são conhecidos genericamente como retinoicos. Esta vitamina foi relatada pela primeira vez em 1920, por Drumond, como sendo nutriente essencial.
Os retinoides estão entre os agentes mais prescritos para tratamentos dermatológicos, por sua capacidade de melhorar a matriz dérmica com aumento da produção dos glicosaminoglicanos – em especial do ácido hialurônico, propiciando um ambiente para o aumento do colágeno e elastina, pela correção e *performance* dos fibroblastos. Logo nas primeiras semanas de utilização, já podemos observar a melhora das rítides e aspecto geral da pele, como melhora da textura, brilho, viço, elasticidade e diminuição das queratoses.
Cada paciente apresenta uma tolerância a diferentes concentrações, frequência e período de utilização. Devemos estar atentos à formação exagerada de eritema, descamação frequente ou contínua. Esse equilíbrio e balanço da utilização deve ser, quando necessário, ajustado. O tema ácido retinoico poderia ser estendido para um tratado inteiro: já foi amplamente estudado e a experiência de utilização é muito positiva. É, ainda, um ativo de custo baixo e que elimina a necessidade de formulações caras, complexas, e que, em relação a ele, acrescentam muito pouco ou praticamente nada. Ele é, então, um clássico, para termos entre os primeiros itens de nossa prescrição diária.

B) *Alfa-hidroxiácidos:* a aparência da pele depende do estrato córneo e das condições dos poros. Os alfa-hidroxiácidos apresentam capacidade de melhorar essa situação. Sua atuação na epiderme é eficiente, mas a concentração necessária para que haja a remoção do estrato córneo é elevada e, por isso, pode irritar muito a pele, produzindo efeitos indesejados. Diferentemente dos retinoides, os seus efeitos não regulam ou modulam o processo de queratinização, por isso esta classe de ativos deve ser utilizada por longos períodos. Sugiro sempre intercalar o seu uso com o de retinoides. Os prescritos mais frequentemente são:
- Ácido glicólico: derivado da cana de açúcar, é o mais utilizado. Apresenta a menor molécula (cadeia de dois carbonos) e, por isso, sua penetração é mais rápida na pele que os demais AHA. A irritação provocada pelo AG manifesta-se por prurido, eritema e formigamento na pele. Devemos ter muito cuidado com os pacientes de fotótipo mais alto, pois eles poderão sofrer de hiperpigmentação pós-inflamatória e consequente manchas na pele.
- Ácido mandélico: é o AHA de maior peso molecular (cadeia de oito carbonos) e tem uma penetração mais lenta e suave na pele, diminuindo os riscos de inflamação. Ele apresenta uma capacidade anti-inflamatória muito importante e, por isso, promove uma melhora nas hiperpgimentações.

C) *Beta-hidroxiácidos:* tem como seu principal ativo o ácido salicílico e é utilizado para diversos fins, em diversas formulações. Em concentrações abaixo de 3%, age como queratoplásico, normalizando o processo de queratinização, com ótimos benefícios para a pele fotoenvelhecida. Atua também na dispersão dos grânulos de melanina. Em concentrações de 5%, atua como queratolítico, contribuindo para a penetração de outros ativos. Em concentrações maiores (10-30%) pode ser utilizado como *peeling*. É importante ressaltar que a aplicação em grandes áreas pode levar ao salicilismo.

Existe um grande número de ativos os quais os nossos pacientes podem-se beneficiar, mas estes citados acima são os mais clássicos e apresentam segurança e certa facilidade no manuseio e prescrição. A leitura e o estudo dos ativos para utilização na face são muito agradáveis, e recomendo aos colegas que se aprofundem um pouco mais. Isto trará segurança, autonomia e um leque de opções terapêuticas.

Tratamentos para o rejuvenescimento facial:

- *Proteção solar:* proteção dos raios UV, pois estes produzem radicais livres e fotoenvelhecimento. Os filtros são físicos, químicos e biológicos, proteção UVA e UVB.
- *Cosmecêuticos:* cremes antienvelhecimentos.
- Peelings: *peelings* químicos com ácido glicólico, ácido retinoico, ácido mandélico, entre outros. Locais para realizar os *peelings* químicos: face, pescoço, colo, mãos e braços.
- *LIP:* luz intensa pulsada. Sua principal indicação se dá no tratamento de vasos, melanose solar, poros dilatados, com melhora no aspecto geral cutâneo.
- Laser *fracionado:* resultados favoráveis e tempo de recuperação mínimo. Em geral, este tipo de tratamento envolve a aplicação de uma luz de *laser* focada na pele. Com o calor gerado, as camadas superiores e médias da pele são removidas. Após a cicatrização, os resultados gerais mostram uma melhoria visível na coloração e na suavização de rugas.
- *Fotona: laser* que utiliza combinação de 2 comprimentos de onda complementares a *laser* para tratar 4 dimensões distintas da pele, com rejuvenescimento de dentro para fora, o Fotona tem a capacidade de firmar a pele e fixar os pontos de sustentação da face de maneira bem natural.
- *Ultrassom macro e microfocado:* pode ser utilizado em qualquer fotótipo de pele, combina ótima profundidade, temperatura e precisão sem afetar a epiderme. Atua com precisão direta sobre a musculatura superficial da face (SMAS) e pescoço, induzindo ao processo inflamatório específico, gerando a produção de colágeno, com aspecto mais jovem e saudável.
- *Toxinas e preenchimentos:* para ajudar a restaurar o volume e a minimizar linhas finas e rugas semipermanentes, a toxina botulínica e os preenchedores dérmicos podem ser utilizados na área dos olhos, testa e dobras nasolabiais, na face, no pescoço e no colo (neste último, preenchedores). Os resultados, geralmente, duram de 4 a 6 meses para as toxinas e de um ano até um ano e meio para os preenchedores.

PREENCHIMENTOS INJETÁVEIS EM PLÁSTICA FACIAL

Didaticamente, podemos dividir os materiais preenchedores em:

- Sólidos/protéticos.
- Líquidos/semissólidos.

A região de aplicação depende do objetivo a ser alcançado e o plano de aplicação relaciona-se principalmente com a característica do material utilizado, sendo os materiais mais densos e rígidos usualmente aplicados em planos profundos.

Dos preenchedores sólidos, podemos citar politetrafluoroetileno (Gore-tex®, Proplast®), polietileno de alta densidade (MedPore®), silicone sólido, carbonato de cálcio (Biocoral®) e os de titânio. Geralmente, esses materiais são aplicados em ambiente cirúrgico, com bons resultados.

MATERIAIS ABSORVÍVEIS

Ácido Hialurônico

O ácido hialurônico (AH) é um polissacarídeo formado por subunidades de dissacarídeos que contêm ácido glicurônico e N-acetilglicosaminoglican, sendo componente essencial da matriz extracelular, com grande capacidade de atrair água, aumentando o turgor local; é degradado na derme pela enzima hialuronidase, tendo meia-vida muito curta quando suas cadeias são pequenas. Possui forma idêntica em todos os seres vivos, daí sua grande biocompatibilidade. Pode ser obtido a partir de tecido humano ou animal (principalmente da crista do galo), ou de culturas de bactérias.

Depois de aplicado na derme, o AH é lentamente degradado e após 12 a 24 meses há uma possível absorção total da substância.

Indicações (Figs. 7-2 e 7-3)

- *Lábios:* correção de imperfeições, assimetrias e aumento de volume.
- *Rugas periorbiculares e periorais já estáticas:* para as de expressão, o tratamento ideal é a toxina botulínica.
- *Regiões:* malar, mandibular, mentoniana, temporal, nasal, enfim todo o rosto quando o objetivo for corrigir assimetrias, realçar pontos luminosos, suavizar defeitos iatrogênicos e até mesmo protelar um procedimento cirúrgico se houver alguma contraindicação momentânea do paciente.

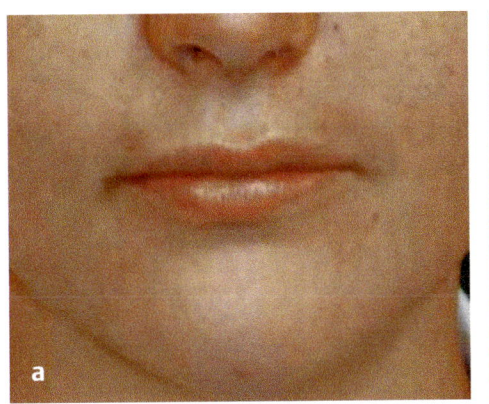

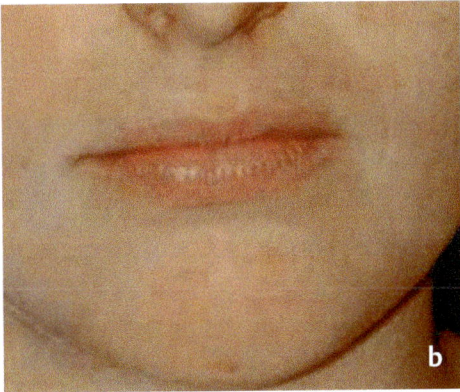

Fig. 7-2. Ácido hialurônico em lábios. (**a**) Pré-aplicação, (**b**) 21 dias após aplicação.

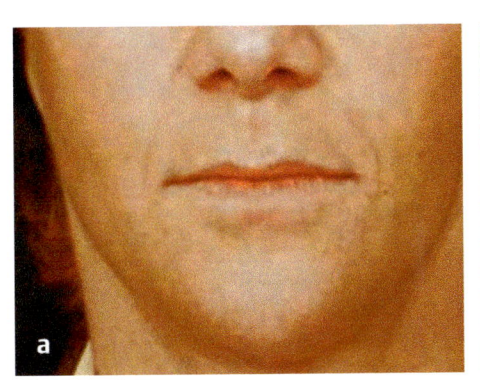

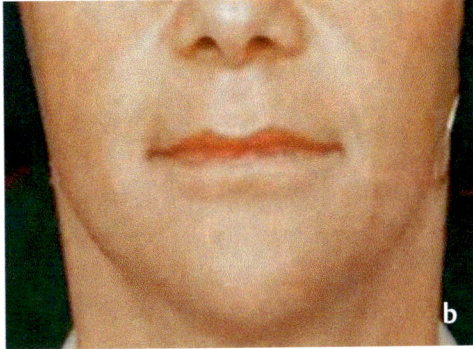

Fig. 7-3. Ácido hialurônico em lábios e sulco nasogeniano. (**a**) Pré-aplicação, (**b**) 21 dias após aplicação.

Contraindicações
- Gravidez e lactação.
- Doenças sistêmicas e ativas.
- Doenças autoimunes.
- Inflamação ou infecção local.
- Alergia prévia ao produto (raro).
- Distúrbios de comportamento.

Complicações
- Os principais efeitos colaterais são dor, edema local, com hiperemia e eventual hipo ou hipercromia, todos transitórios. Outras complicações como nódulos locais e ativação de herpes simples são raras.
- O procedimento das rugas glabelares pode gerar oclusão de artérias terminais da região, com isquemia local e necrose, e há relato também de cegueira. Por esses motivos, evita-se o preenchimento dessas rugas.

   Ter sempre hialuronidase diluição:
- 1.500 UTR – diluir para 10 mL.
- Cada mL conterá 150 UTR.
- Cada 0,1 mL conterá 15 UTR.
- Aplicar 0,1 mL da solução em cada nódulo de acúmulo de produto ou de edema, em aplicação única ou distribuída em mais pontos de injeção.
- Cada 0,1 mL de hialuronidase (cerca de 15 UI) trata 0,1 mL de AH em excesso.

   Além do ácido hialurônico, Ellansé e Radiesse também podem ser usados para preenchimento com as mesmas indicações.

Preenchimento de Gordura com Microfat e Nanofat
As lipoenxertias têm resultados bastante satisfatórios, com a vantagem de baixo índice de complicações, porém como desvantagem a absorção evidente a longo prazo.
- Preenchimento autólogo.
- Não é antigênica.
- Coleta da região periumbilical, face interna da coxa, região da fáscia lata.
- Deixa decantar ou autoclave.
- Cânula de lipoaspiração de 3 a 4 mm.
- Seringa de 10 mL ou 20 mL.
- Para infiltração seringa de 1 mL BD, plástico duro.
- Microcânulas.
- Retroinjeção e nunca em bolo.
- Pode necessitar de mais de uma sessão.
- Pode ocorrer edema e equimose.
- Pequenos nódulos.
- Pigmentação pós-inflamatória ou por hemossiderina.

   Definição:
- *Macrofat:* primeira amostra colhida sem emulsificar.
- *Microfat:* colhida com cânula pequena com mais perfurações e emulsificada, composta de pequenas partes de gordura, age como volumizador, injetado com cânula.

- **SNIF** *(sharp needle intradermal fat)*: pequenas partes de gordura injetadas com agulha em rugas profundas.
- **SNIE** *(sharp needle intradermal emulsion)*: pequenas gorduras microemulsificadas injetadas com agulha, agem como pequenos microenxertos, sendo usada para rugas superficiais.
- **Nanofat:** colhida com multiperfurações por cânula de 0,7 mm emulsificada e filtrada, deriva de células-tronco (Tonard 2013), usada para rejuvenescimento da pele e para melhorar olheiras e cicatrizes.

Microfat ou Nanofat são pequenas partículas emulsificadas e usadas com cânulas de 0,7 mm para tratar:

- Rugas.
- *Fine lines.*
- Olheira.
- Olho encovado.
- Região temporal.
- Restauração do contorno facial.
- Podem ser combinadas com PRP ou células-tronco.

Bioestimuladores
Ácido Poli-L-láctico – Sculptra (Fig. 7-4)

- O ácido poli-L-láctico é um dos principais estimulantes da formação de colágeno presente hoje no mercado. Após a injeção no organismo, há clivagem do ácido poli-L-láctico com absorção das subunidades pelos macrófagos e discreta reação de corpo estranho, com produção local de colágeno e aumento dos tônus cutâneos.
- Tratar alterações decorrentes da perda volumétrica, secundária a remodelação óssea.
- Alterações e atrofias dos coxins adiposos próprios do envelhecimento.
- Aplicar em diversos planos anatômicos, uma vez que o objetivo é corrigir diversos níveis de alterações teciduais.

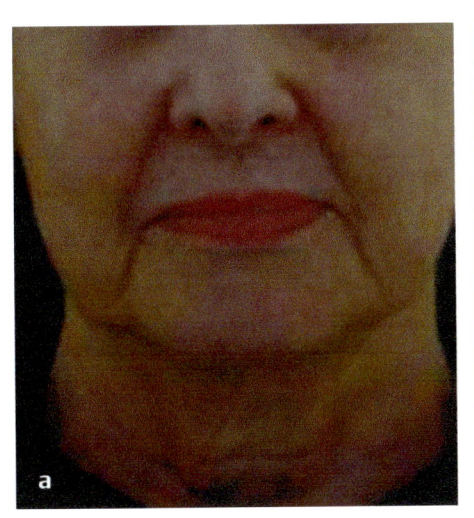

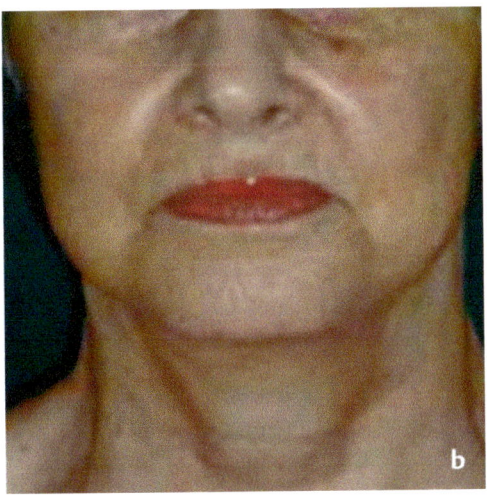

Fig. 7-4. (a, b) Resultado da associação de cirurgia e aplicação de ácido poli-L-láctico.

- No plano supraperiosteal é usado para tratar a remodelação óssea, no plano subcutâneo para tratar as alterações dos coxins adiposos, e no plano subdérmico, a flacidez e a falta de suporte de pele.
- Indicações:
  - Flacidez cutânea causada por envelhecimento e emagrecimento.
  - Restauração volumétrica decorrente da remodelação óssea.
  - Aumento do contorno que visa ao embelezamento.
  - Restauração volumétrica da perda de gordura corporal por envelhecimento ou perda exagerada de gordura.
  - Correção de cicatriz de acne, restauração volumétrica de depressões e alterações de contorno corporal.
  - Melhora do viço, textura e brilho da pele da face, pescoço, colo e mãos.
  - Tratamento da celulite e flacidez corporal.
  - Técnica de Palitos 0,01 mL.
  - Técnica de marcação oval (queixo, ângulo da mandíbula e malar).
  - Têmporas e ângulo nasogeniano, sulco lateromentual.

Hidroxiapatita de Cálcio (Radiesse)

A hidroxiapatita de cálcio é um dos componentes da matriz óssea. É indicada para correção de regiões com atrofia ou hipoplasia óssea (região malar, mentoniana, ângulo mandibular). A apresentação em gel injetável é bastante consistente e por este motivo deve ser realizada em planos profundos (justaósseo) após marcação e anestesia do local. E atualmente também é muito indicada como bioestimulador: Radiesse – Diamond – Crystalis (apresentação comercial).

- Bioestimular de colágeno.
- Volumizador.
- Indicações para o corpo: mãos, irregularidades de contorno, grandes lábios vaginais.
- Indicações na face: malar/submalar, pré-auricular, queixo, mandíbula, sulco nasogeniano, sulco lateromentual e labiomentual.

Ácido Policaprolactona (Ellansé) (Fig. 7-5)
- Volumizador e estimulador de colágeno reabsorvível.
- Apresentação:
  - S: 1 ano.
  - M: 2 anos.

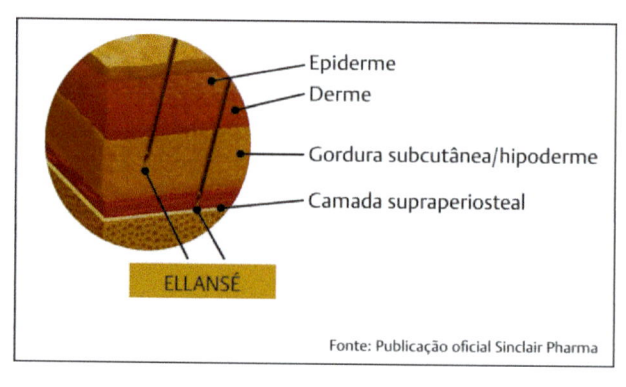

Fig. 7-5. Local de aplicação do ácido policaprolactona. (Fonte: Publicação oficial Sinclair Pharma.)

- L: 3 anos.
- E: 4 anos.
- Técnica de injeção: subdérmica ou supraperiosteal.
- Reações adversas:
  - Edema.
  - Equimose ou hematoma.
  - Eritema.
  - Dor.
  - Sensibilidade.
  - Nódulo granuloma.
  - Alergias.

MATERIAIS NÃO ABSORVÍVEIS

Os implantes não absorvíveis injetáveis são de grande valia na prática clínica, uma vez que podem ser feitos em ambiente ambulatorial, com mínimo impacto funcional ao indivíduo. Por outro lado, o paciente deve ter total ciência de que o material não será reabsorvido e que as mudanças geradas a partir de sua aplicação são de reversão complicada. Cabe também ao médico ter muita parcimônia no uso dessas substâncias, evitando excessos de aplicação, que frequentemente são bastante desagradáveis.

Polimetilmetacrilato

É composto de microesferas de superfície lisa com tamanho de 20 a 80 μm, suspensas em um meio que pode ser composto de colágeno bovino, AH ou outro.

Depois de injetado no organismo, o meio de suspensão é absorvido, permanecendo as esferas no local da injeção, pois os macrófagos não são capazes de fagocitá-las. Ocorre também reação de corpo estranho no local, com pequena formação de colágeno. Macroscopicamente há discreto estiramento da derme superficial, com aparente rejuvenescimento local. Inicialmente, o PMMA foi utilizado somente como cimento ósseo em cirurgias ortopédicas e bucomaxilofaciais. Na derme, atualmente, é o mais utilizado para tratamento de lipodistrofias em pacientes HIV-positivos em uso de terapia antirretroviral.

LASER EM CIRURGIA PLÁSTICA DA FACE

A palavra *laser* significa *light amplification by the stimulated emission of radiation*. O conceito de emissão estimulada de radiação surgiu em 1917 com Albert Einstein, com a teoria do Quantum e vem-se inovando até "um minuto atrás". Podem ter certeza!

Essa luz gerada é de alta energia e composta por ondas coerentes (alinhadas entre si), colimadas (concentradas) e monocromáticas (pertencem a um comprimento de onda).

É importante ainda ressaltar que independentemente da tecnologia ou do perfil dos clientes, que é muito importante, outros fatores também o são, em especial na hora da escolha de qual aparelho devemos trabalhar: deveremos ter uma sala especial com espaço suficiente para abrigar o aparelho, uma vez que este e seus acessórios ocupam área considerável (Fig. 7-6) – 3 × 4 m (instalações elétricas, rede hidráulica, iluminação, ar-condicionado frio) – e equipamentos de proteção ocular devem ser adequados à sala de procedimento.

Por fim, infelizmente, não há no Brasil padrões estabelecidos de treinamento em *laser*. Dessa forma, toda área física a ser utilizada deverá estar de acordo com as normas básicas de segurança e as pessoas treinadas (médicos e paramédicos) deverão estar

CAPÍTULO 7

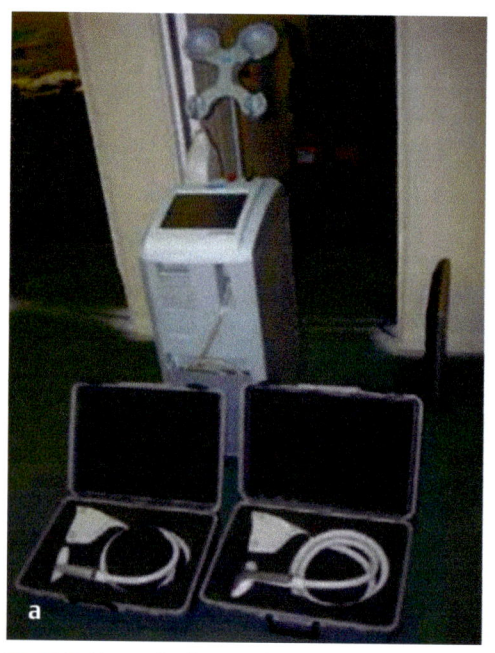

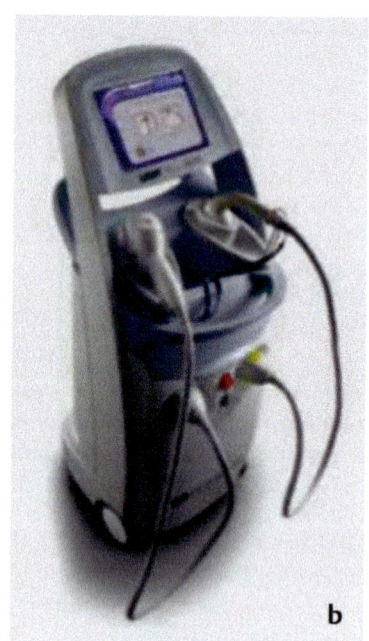

Fig. 7-6. Alguns dos *lasers* utilizados na prática clínica: (**a**) XEO, (**b**) Light Sheer.

familiarizadas com a manipulação do aparelho, assim como com os produtos que ajudam (gel, gilete para depilação) ou impossibilitam (pele bronzeada, depilação com cera quente recente, entre outras) o procedimento.

Tipos de *Laser*

A luz gerada pelo *laser* pode ser liberada de modo contínuo, pseudocontínuo ou pulsado. Os *longs pulsed lasers*, como, por exemplo, o *flashlamp pumped pulsed due*, apresentam pulsos na ordem de 0,5 ms.

Os *short pulsed* apresentam pulsos de 10 a 500 ns e neodímio: granada de alumínio e ítrio (Nd:YAG, *neodymium: yttrium aluminum garnet*).

Devem-se ressaltar, à parte, os tipos de *laser* de CO_2. Podem ser contínuos, superpulsados, ultrapulsados e *flash scan*. No modelo contínuo, a energia é constante e o dano tecidual, intenso.

Nomenclatura e Interação *Laser*-Tecido

Alguns conceitos básicos e a nomenclatura usada em *laser*: irradiância, fluência e tempo de exposição (abrange a interação *laser*-tecido).

Quando se usa *laser*, é preciso respeitar o tempo de resfriamento do tecido-alvo. Nesse sentido, introduz-se o conceito de tempo de relaxamento térmico, que é o tempo necessário para que o tecido irradiado perca 50% da energia recebida (ou seja, é o tempo em que ocorre o resfriamento do tecido) sem ocorrer difusão para o tecido vizinho.

Dessa forma, pulsos maiores que o tempo de relaxamento térmico do tecido-alvo levarão a difusão térmica ao tecido vizinho e, consequentemente, provocarão dano térmico indesejável com riscos aumentados de cicatrizes inestéticas.

Por fim, o comprimento de onda específico de um *laser* a ser utilizado deverá ser absorvido pelos cromóforos específicos no tecido. Em geral, o comprimento deve ser o mais próximo do pico de absorção do cromóforo a ser irradiado, evitando "competição" com outros cromóforos presentes, e suficientemente longo para atingir camadas mais profundas da pele. Quanto maior o comprimento de onda da luz visível, maior a penetração no tecido. Assim: ultravioleta < azul < verde < amarelo < vermelho < infravermelho.

Tipos de *Laser* e suas Indicações

Laser de Argônio
As principais indicações são:

- *Lesões vasculares:* manchas vinho do Porto, angiomas, telangiectasias, nevo rubi, sarcoma de Kaposi e angioqueratomas.
- *Lesões pigmentadas benignas:* lentigo simples, manchas "café com leite", nevo azul, queratose seborreica, melasma e hiperpigmentação pós-inflamatória.

Flashlamp Pumped Pulsed Dye Laser
As Principais indicações são as lesões vasculares e incluem: mancha vinho do Porto, telangiectasias, nevo rubi e granuloma piogênico. Particularmente para as manchas vinho do Porto, vários autores consideram o *flashlamp pumped pulsed dye laser* o tratamento de eleição.

Laser de Cobre
- *Lesões vasculares:* manchas vinho do Porto, telangiectasias de calibre maior, angioqueratomas, granuloma piogênico, malformações vasculares e outras.
- *Lesões pigmentadas:* lentigos, queratose seborreica, efélides etc. Hiperpigmentação residual foi observada em 10% dos casos.

Pigmented Lesion Dye Laser
Está indicado para lesões pigmentadas benignas superficiais. Outra indicação é o tratamento de pigmentos de tatuagem amarelos e vermelhos.

Q-switched Lasers
O mecanismo de ação dos Q-switched *lasers* envolve:
- Fototermólise seletiva.
- Alteração química do tecido pelas altas temperaturas atingidas (cerca de 300ºC).
- Mecanismo fotoacústico, resultado da rápida expansão térmica, com formação de ondas supersônicas que explodem o pigmento-alvo. São divididos em:
  - Q-switched de rubi.
  - Q-switched Nd:YAG.
  - Q-switched de alexandrita.

Laser de CO_2
O *laser* de CO_2 emite feixe de luz invisível, podendo ser contínuo ou pulsado.

Quando se opera um *laser* de CO_2, deve-se estar ciente de que este aparelho pode estar focado ou desfocado, dependendo da distância entre o *handpiece* caneta ou ponteira do *laser* e a pele. Diz-se que o *laser* está focado quando o *handpiece* está próximo da pele e desfocado, quando afastado. No modo focado, concentra-se alta energia em pequena área, havendo corte do tecido. No modo desfocado, ocorre vaporização do tecido, sem destruição de estruturas mais profundas.

As principais indicações são cirurgia a *laser* em que se deseja evitar qualquer sangramento cutâneo, verrugas virais, condiloma acuminado, tumores benignos da pele, lesões pré-malignas (papulose bowenoide, queratose actínica, queilite actínica) e cirurgia de unha encravada.

Os efeitos indesejáveis do dano térmico induzido pelo *laser* de CO_2 contínuo podem ser evitados com o uso do aparelho pulsado.

As principais indicações são *resurfacing*, que é o tratamento de fotoenvelhecimento cutâneo com *laser*, transplante de cabelo, blefaroplastia, além das indicações já citadas para o *laser* contínuo.

Laser de Érbio

O *laser* Er:YAG é um aparelho formado por um meio ativo que contém cristal YAG absorvido a 50% de íons de érbio. A principal indicação é o tratamento do fotoenvelhecimento cutâneo. Comparado com o *laser* de CO_2, o *laser* de érbio apresenta coeficiente de absorção cerca de 20 vezes superior, havendo menor dissipação de energia.

Como consequência, a penetração do érbio é 20 vezes menor do que a do *laser* de CO_2. Assim, com menor agressão ao tecido adjacente, o *laser* de érbio promove excelente tratamento para a ablação tecidual leve com menor eritema no pós-operatório.

Porém, por trabalhar com menor energia, não proporciona hemostasia durante o ato operatório, havendo sangramento durante o procedimento, se colocada muita energia.

Luz Pulsada de Alta Energia

Não se trata propriamente de um *laser*, mas sim de uma fonte de luz pulsada de alta energia. Como apresenta espectro abrangente, pressupõem-se que seja atuante em muitos tipos de lesões, sejam pigmentadas, vasculares ou tatuagens.

As principais indicações são lesões vasculares (telangiectasias, mancha vinho do Porto, hemangiomas tuberosos e cavernosos, microvarizes de membros inferiores) e epilação.

Terapia Fotodinâmica

Trata-se de modalidade terapêutica que combina fotoquimioterapia com luz de *laser*, datando os primeiros casos do início da década de 1970.

O princípio básico utiliza derivados porfirínicos, que possuem afinidade seletiva por células tumorais, tornando-as fotossensíveis e alvo para irradiação com *laser*.

As principais indicações em dermatologia são os tumores malignos não melanomas: carcinoma basocelular, doença de Bowen, sarcoma de Kaposi, linfoma cutâneo.

BIBLIOGRAFIA

Nogueira PL. Estética médica facial 2, aspectos teóricos e práticos. Face Academy. 2019

Tonnard P, Verpaele A, Peeters G, Hamdi M, Cornelissen M, Declercq H. Nanofat grafting: basic research and clinical applications. Plast Reconstr Surg. 2013 Oct;132(4):1017-26.

PH, M. Les multiples formes des AHA. Perf Cosmét Arômes 1995; 122:66-72.

LEITURAS SUGERIDAS

Alster TS. Manual of Cutaneous Laser Techniques. Philadelphia: Lippincott-Raven, 1997.

Amichal B, Grunwald MH, Sobel R. 5 alpha-reductase inhibitors – a new hope in dermatology? Inter Dermatol 1997; 36:182-4.

Anderson RR, Parrish JA. Selective phototermolysis: precise microsurgery by selective absorption of pulsed radiation. Science 1983; 220:524-7.

Apfelberg DB, Maser MR, Lash H. Argon laser treatment of cutaneous vascular abnormalities: progress report. Ann Plast Surg 1978; 1:14.

Araújo ALN, Pinto SFM, Sobrinho OAP, Sodré RL, Nogueira ME. Peeling químico: avaliação de ácido glicólico, ácido retinoico e ATA. Rev Cosm Med Est 1995; 3(3):41-4.

Arfan UL, Zafar L, Ber RS. Tolerance and safety superficial chemical peeling with salicylic acid in varius facial dermatoses. Indian J Dermatol Venereol Leprol 2005; 71(2):87-90.

Arnaud C, Boré P. Isolation of melanin pigments from human hair. Soc Cosmet Chem 1981; 32:137-52.

Braz A, Sakuma T. Atlas de anatomia e preenchimento global da face. 1917.

Kede MP, Sabatovich O. Dermatologia estética. 3 ed. 2015. pp. 661-745 e 847-954.

BIBLIOGRAFIA

Adamson PA, Moran ML. Historical Trends in Surgery for the Aging Face. Facial Plast Surg. 1993;9:133-42.
Alghoul M, Bitik O, McBride J, Zins JE. Relationship of the Zygomatic Facial Nerve to the Retaining Ligaments of the Face. Plast Reconstruct Surg. 2013;131(2):245e–252e.
Alghoul M, Bitik O, McBride J, Zins JE. Relationship of the zygomatic facial nerve to the retaining ligaments of the face: the Sub-SMAS danger zone. Plast Reconstr Surg. 2013 Feb;131(2):245e-252e.
Aston SJ. The FAME technique. Paper presented at: Symposium on the Aging Face Laguna Niguel, Calif. January; 1993.
AuersvaldI A, AuersvaldII LA, Biondo-SimõesIII MLP. Rede hemostática: uma alternativa para a prevenção de hematoma em ritidoplastia. Rev Bras Cir Plást. 2012;27(1).
Davis RA, Anson BJ, Budinger JM, Kurth LR. Surgical Anatomy of the Facial Nerve and Parotid Gland Based Upon a Study of 350 Cervicofacial Halves. Surg Gynecol Obstet. 1956;102(4):385-412.
Gordon NA, Rosenberg R. Deep plane rhytidectomy: technical modifications, nuances, and observations, a 17 year experience [Master's seminars]. Presented at the American Academy of Facial Plastic and Reconstructive Surgery Annual Meeting, september 5, 2012, Washington, DC.
Gordon NA, Sawan TS. Deep-Plane Approach to the Vertical Platysma Advancement: Technical Modifications and Nuances over 25 Years. Facial Plast Surg. 2020;36:358-75.
Gordon NA. Revision rhytidectomy: technique, modifications, and indications. Presented at the 10th International Symposium on Facial Plastic Surgery & American Academy of Facial Plastic and Reconstructive Surgery, april 29, 2010, Hollywood, FL.
Gutowski KA. The Minimal Access Deep Plane Extended Vertical Facelift. Yearbook Plast Aesth Surg. 2013;98-9.
Hamra ST. Composite rhytidectomy. Plast Reconstr Surg. 1992;90(01):1-13.
Hamra ST. Composite Rhytidectomy. QMP. 1993.1-25.
Hamra ST. The deep-plane rhytidectomy. Plast Reconstr Surg. 1990;86(01):53-61, discussion 62–63.
Jacono AA, Alemi S, Russell JL. A Meta-Analysis of Complication Rates Among Different SMAS Facelift Techniques. Aesth Surg J. 2019;1-16.
Jacono AA, Bryant LM, Ahmedli NN. A novel extended deep plane facelift technique for jawline rejuvenation and volumization. Aesth Surg J. Dec 2019;39(12):1265-81.
Jacono AA, Bryant LM, Alemi AS. Optimal facelift vector and its relation to zygomaticus major orientation. Aesth Surg J. Apr 2020;40(4):351-56.
Jacono AA, Bryant LM. Extended deep plane facelift: incorporating facial retaining ligament release and composite flap shifts to maximize midface, jawline and neck rejuvenation. Clin Plast Sug. Oct 2018;45(4):527-54.
Jacono AA, Malone MH, Talei B. Three-dimensional analysis of long-term midface volume change after vertical vector deep-plane rhytidectomy. Aesth Surg J. Jul 2015;35(5):491-503.
Jacono AA, Malone MH. Characterization of the cervical retaining ligaments during subplatysmal facelift dissection and its implications. Aesth Surg J. May 2017;37(5):495-501.
Jacono AA, MD, FACS, Parikh SS, MD. The Minimal Access Deep Plane Extended Vertical Facelift. Aesth Surg J. Nov 2011;31(8):974-90.

BIBLIOGRAFIA

Jacono AA, Parikh SS. Anatomical comparison of platysmal tightening using superficial musculoaponeurotic system plication vs deep-plane rhytidectomy techniques. Arch Facial Plast Surg. 2011;13(6):395-7.
Jacono AA, Ransom ER. Patient-specific rhytidectomy: finding the angle of maximal rejuvenation. Aesth Surg J. Sept 2012;32(7):804–813.
Jacono AA, Stong BC. Anatomic comparison of the deep-plane face-lift and the transtemporal midface-lift. Arch Facial Plast Surg. Sep-Oct 2010;12(5):339-41.
Jacono AA, Talei B. Vertical neck lifting. Facial Plast Surg Clin North Am. 2014 May;22(2):285316.
Kamer FM, Frankel AS. (1998). SMAS Rhytidectomy versus Deep Plane Rhytidectomy: An Objective Comparison. Plast Reconstruct Surg. 1998;102(3):878-81.
Kamer FM, Pieper PG. A Facial Plastic Surgeon's Perspective. Aesth Facial Plast Surg. 2000;171-84.
Litner JA, Adamson PA. Limited vs extended face-lift techniques: objective analysis of intraoperative results. Arch Facial Plast Surg. 2006;8(03):186-90.
Marten TJ. High SMAS facelift: combined single flap lifting of the jawline, cheek, and midface. Clin Plastic Surg. 2008;35:569-603.
Matarasso A, Elkwood A, Rankin M, Elkowitz M. National Plastic Surgery Survey: Face Lift Techniques and Complications. Plast Reconstruct Surg. 2000;106(5):1185-95.
Mendelson BC. Anatomic study of the retaining ligaments of the face and applications for facial rejuvenation. Aesthetic Plast Surg. 2013;37:513-15.
Mitz V, Peyronie M. The superficial musculo-aponeurotic system (SMAS) in the parotid and cheek area. Plast Reconstr Surg. 1976;58:80-8.
Nahai, Foad. The Art of Aesthetic Surgery Principles and Techniques. 2th ed. Missouri: QMP, Inc. St. Louis; 2011.
Pousa CET, Paixão MP. Fundamentos da ritidoplastia Rhytidoplasty fundamentals Artigo de Revisão. Surg Cosmet Dermatol. 2010;2:305-14.
Quatela VC, Jacono AA. The Extended Centrolateral Endoscopic Midface Lift. Facial Plast Surg. 2003;19(2):199-208.
Rorich RJ, Pessa JE. The fat compartments of the face: anatomy and clinical implications for cosmetic surgery. Plast Reconstr Surg. 2007;119(7):2219-27.
Rossell-Perry P, Paredes-Leandro P. Anatomic Study of the Retaining Ligaments of the Face and Applications for Facial Rejuvenation. Aesth Plast Surg. 2012;37(3):504-12.
Rudolph R. Depth of the Facial Nerve in Face Lift Dissections. Plast Reconstruct Surg. 1990;85(4):537-44.
Scheuer JF et al. Anatomy of the Facial Danger Zones. Plast Reconstruct Surg. 2016;139:50e–58e.
SS Parikh, AA Jacono. A meta-analysis of complication rates among different SMAS facelift techniques. Aesth Surg J. 2019.
Sykes JM, Kim JE, Papel ID. Facelift Complications. Complicat Facial Plast Surg. 2012;(11):90-9.

LEITURAS SUGERIDAS

Caropreso CA et al. Ritidoplastia, lipoaspiração e lipoenxertia cervicofacial. In: Tratado de Otorrinolaringologia da Associação Brasileira de Otorrinolaringologia e Cirurgia Cervico-Facial. 3. ed. Editora Elsevier, 2017.

Charafeddine AH, Zins EJ. The extended superficial musculoaponeurotic system. Clin Plastic Surg. 2019;46:533-46.

Guyuron B, Forootan NSS, Katira K. The super-high SMAS facelift technique with tailor tack plication. Aesthetic Plast Surg. 2018;42(6):1531-9.

Lindsey JT. Five-year retrospective review of the extended SMAS. Critical landmarks and technical refinements. Ann Plast Surg. 2009;62:492-6.

Mowlavi A, Wilhelmi BJ. The extended SMAS facelift. Identifying the lateral zygomaticus major muscle border using bony anatomic landmarks. Ann Plastic Surg. 2004;52:353-7.

Perkins SW, Waters HH. The extended SMAS approach to neck rejuvenation. Facial Plast Surg Clin N Am. 2014;22:253-68.

ÍNDICE REMISSIVO

Entradas acompanhadas por um *f* ou *q* em itálico
indicam figuras e quadros, respectivamente.

A
Ácido
  poli-L-láctico, 65
    aplicação de, 65*f*
      associação de cirurgia e, 65*f*
  policaprolactona, 66
    local de aplicação, 66*f*
AH (Ácido Hialurônico), 62
  complicações, 64
  contraindicações, 64
  indicações, 63
    em lábios, 63*f*
    e sulco nasogeniano, 63*f*
Alopecia
  no *deep plane facelift*, 57
Anatomia
  da face, 9-20
    camadas da, 18*f*
    glândulas, 18
    ligamentos, 17
      retentores, 17
    músculos, 15
    nervo(s), 10
      áreas de perigo, 14
      facial, 10
    pele, 9
    SMAS, 18, 19*f*
    TCSC, 9
    tecido, 9
      ósseo, 9
    vascularização, 15
Anestesia
  no *deep plane facelift*, 57
Arco
  zigomático, 23*f*
    ramo frontal e, 23*f*
    do nervo facial, 23*f*

Argônio
  laser de, 69
    indicações, 69
Avaliação
  pré-operatória, 5-8
    complicações, 7
    do paciente, 5
    princípios, 5
      anatômicos, 5
      cirúrgicos, 5

B
Bioestimulador(es)
  ácido poli-L-láctico, 65
  hidroxiapatita de cálcio, 66
  radiesse, 66
  sculptra, 65
Brow lift, 41

C
Cálcio
  hidroxiapatita de, 66
Camada(s)
  da face, 18*f*
Cicatriz
  hipertrófica, 58*f*
    pós-ritidectomia, 58*f*
Cicatrização
  complicações da, 56
    no *deep plane facelift*, 56
Cirurgia
  da face, 67
    laser em, 67
CO_2
  laser de, 69
    indicações, 69

Cobre
   laser de, 69
      indicações, 69
Complicação(ões)
   do *deep plane facelift*, 55-58
      alopecia, 57
      anestesia, 57
      da cicatrização, 56
      fistula parotídea, 57
      hematoma, 56
      hipoestesia, 57
      lesões, 56
         do nervo facial, 56
      seroma, 55

D

Deep Plane Facelift
   sequência cirúrgica, 27-54
      marcação da pele, 29*f*
      incisão da pele, 29*f*
      passo 1, 30
         incisão, 30
      passo 2, 33
         descolamento da pele, 33
      passo 3, 38
         brow lift, 41
         entrada no plano profundo, 38
         mento, 41
         pescoço, 41
      passo 4, 45
         mento, 45
         pescoço, 45
      passo 5, 49
         fechamento, 50
         sutura do plano profundo, 49
      passo 6, 52
         excesso de pele, 52
            retirada do, 52
         fechamento, 52
   complicações do, 55-58
      alopecia, 57
      anestesia, 57
      da cicatrização, 56
      fistula parotídea, 57
      hematoma, 55
      hipoestesia, 57
      lesões, 56
         do nervo facial, 56
      seroma, 55
Deep Plane
   áreas de dissecção do, 3*f*
      profundo, 3*f*
      subcutâneo, 3*f*

Descolamento
   da pele, 32*f*, 33
      no *deep plane facelift*, 32*f*, 33
         da região mentoniana, 44*f*
   do pescoço, 45*f*, 46*f*
      no plano subcutâneo, 45*f*
         subplatismal, 46*f*
Dissecção
   áreas de, 3*f*
      do *deep plane*, 3*f*
         profundo, 3*f*
         subcutâneo, 3*f*
   cadavérica, 19*f*
      SMAS, 19*f*
   do retalho de pele, 22*f*
      com visualização do SMAS, 22*f*
         profundo ao retalho, 22*f*
      intraoperatório, 22*f*
         por transiluminação, 22*f*
   no plano profundo, 41*f*
   planos de, 1-3
      para procedimentos, 1-3
         de ritidectomia, 1-3

E

Emergência
   do nervo facial, 12*f*
      e subdivisão, 13*f*
         na face, 13*f*
      no forame estilomastóideo, 12*f*
Entrada
   no plano profundo, 38
      para *deep plane facelift*, 38
Envelhecimento
   da face, 6*f*
      vetores de, 6*f*
Érbio
   laser de, 70
      indicações, 70
Excesso
   de pele, 52
      retirada do, 52
         no *deep plane facelift*, 52
Expressão
   facial, 16*f*
      linhas de, 16*f*
      músculos de, 16*f*

F

Face
   anatomia da, 9-20
      camadas da, 18*f*

ÍNDICE REMISSIVO

glândulas, 18
ligamentos, 17
   retentores, 17
músculos, 15
nervos, 10
pele, 9
SMAS, 18, 19f
TCSC, 9
tecido, 9
   ósseo, 9
vascularização, 15
cirurgia da, 67
   laser em, 67
envelhecimento da, 6f
   vetores de, 6f
subdivisão na, 13f
   emergência e, 13f
      no nervo facial, 13f
Fio
   de sutura, 58f
      extrusão de, 58f
         pós-cirurgia de ritidoplastia, 58f
Fístula
   parotídea, 57
      no deep plane facelift, 57
Fitzpatrick
   classificação segundo, 60q
      do tipo de pele, 60q
Flashlamp Pumped Pulsed Dye Laser
   indicações, 69
Forame
   estilomastóideo, 12f
      emergência no, 12f
         do nervo facial, 12f

G
Glândula(s)
   na face, 18
Glogau
   classificação de, 60f
Gordura
   preenchimento de, 64
      com Microfat, 64
      com Nanofat, 64

H
Hematoma
   no deep plane facelift, 55
   no pós-operatório, 58f
      de ritidoplastia, 58f
Hidroxiapatita
   de cálcio, 66
Hipoestesia
   no deep plane facelift, 57

I
Incisão
   marcação da, 23f
      do retalho, 23f
      de SMAS, 23f
   para deep plane, 29f, 30, 32f, 37f
      facelift, 29f, 30, 32f, 37f
         da pele, 29f, 32f
         do SMAS, 37f
         submentoniana, 44f

L
Lábio(s)
   AH em, 63f
Laser(s)
   em cirurgia da face, 67
      interação laser-tecido, 68
      nomenclatura e, 68
      terapia fotodinâmica, 70
      tipos de, 68
         indicações, 69
      na prática clínica, 68f
Lesão(ões)
   do nervo facial, 56
      no deep plane facelift, 56
Lifting Facial
   procedimentos
      para complementação do, 59-70
      abordagem e papel dos, 59-70
         cuidados com a pele, 59
         laser em, 67
         materiais, 62, 67
            absorvíveis, 62
            não absorvíveis, 67
            preenchimentos injetáveis, 62
         em plástica facial, 62
Ligamento(s)
   da face, 17
      retentores, 17
Linha(s)
   de expressão facial, 16f
Luz Pulsada
   de alta energia, 70
      indicações, 70

M
Marcação
   para deep plane, 29f, 37f
      facelift, 29f, 37f
         da pele, 29f
         do SMAS, 37f
Material(is)
   absorvíveis, 62
      AH, 62

bioestimuladores, 65
   ácido, 65, 68
      policaprolactona, 66
      poli-L-láctico, 65
   hidroxiapatita de cálcio, 66
   radiesse, 66
   sculptra, 65
   preenchimento de gordura, 64
      com Microfat, 64
      com Nanofat, 64
   não absorvíveis, 67
   polimetilmetacrilato, 67
Mento
   no *deep plane facelift*, 41, 45
   dissecção do, 41
Microfat
   preenchimento com, 64
   de gordura, 64
Músculo(s)
   da face, 15
   de expressão facial, 16*f*
   e nervos, 16*f*
      relação de, 16*f*

N

Nanofat
   preenchimento com, 64
   de gordura, 64
Nervo(s)
   facial, 10, 12*f*, 14, 23*f*, 56, 58*f*
      anatomia do, 10
         ramificações, 14*f*
      áreas de perigo, 14
      emergência no, 12*f*
         e subdivisão na face, 13*f*
         no forame estilomastóideo, 12*f*
      lesões do, 56
      músculos e, 16*f*
         relação de, 16*f*
      no *deep plane facelift*, 56
      ramificações, 14*f*
      ramo frontal do, 23*f*
         e arco zigomático, 23*f*
      ramo mandibular do, 58*f*
         paralisia pós-ritidectomia do, 58*f*

P

Paciente
   avaliação do, 5
      pré-operatória, 5
Paralisia
   pós-ritidectomia, 58*f*
      do ramo mandibular, 58*f*
      do nervo facial, 58*f*

Pele
   cuidados com a, 59
   da face, 9
   no *deep plane facelift*, 29*f*, 30, 33
      descolamento da, 33
      excesso de, 52
         retirada do, 52
      incisão da, 29*f*, 30, 32*f*, 37*f*
      marcação da, 29*f*
   retalho de, 22*f*
      dissecção do, 22*f*
         com visualização do SMAS, 22*f*
         profundo ao retalho, 22f
         intraoperatório, 22*f*
         por transiluminação, 22f
   tipo de, 60*q*
      classificação do, 60*q*
      de Glogau, 60*f*
      segundo Fitzpatrick, 60*q*
   tração da, 25*f*
      vetores de, 25*f*
Perigo
   áreas de, 14
      na face, 14
      do nervo facial, 14*f*
Periósteo
   da mastoide, 48*f*
   sutura no, 48*f*
      do platisma, 48*f*
Pescoço
   no *deep plane facelift*, 41, 45, 44*f*, 46*f*
      descolamento do, 44*f*, 46*f*
         no plano subcutâneo, 44*f*
         subplatismal, 46*f*
      dissecção do, 41
Pigmented Lesion Dye Laser
   indicações, 69
Plano
   profundo, 38, 41*f*, 49
      desenho esquemático do, 40*f*
      dissecção no, 41*f*
      entrada no, 38
         para *deep plane facelift*, 38
      sutura no, 49
   subcutâneo, 44*f*
      descolamento no, 44*f*
      do pescoço, 44*f*
Plástica
   facial, 64
      preenchimentos em, 62
         injetáveis, 62
Plastima
   correção do, 47*f*

ÍNDICE REMISSIVO

sutura do, 48f
  no periósteo, 48f
  da mastoide, 48f
Plicatura
  do SMAS, 2f
Polimetilmetacrilato, 67
Preenchimento(s)
  de gordura, 64
    com Microfat, 64
    com Nanofat, 64
  injetáveis, 62
    em plástica facial, 62
Procedimento(s)
  de ritidectomia, 1-3
    planos de dissecção para, 1-3
      mudança anatômica, 1
  para complementação
    do *lifiting* facial, 59-70
      abordagem e papel dos, 59-70
        cuidados com a pele, 59
        laser em, 67
        materiais, 62, 67
          absorvíveis, 62
          não absorvíveis, 67
          preenchimentos injetáveis, 62
            em plástica facial, 62

Q
Q-switched Lasers
  indicações, 69

R
Radiesse, 66
Ramificação(ões)
  dos nervos, 11f
  da face, 11f
Reposicionamento
  do SMAS, 25f
    sutura de suspensão e, 25f
Retalho
  de pele, 22f
    dissecção do, 22f
      com visualização do SMAS, 22f
        profundo ao retalho, 22f
      intraoperatório, 22f
        por transiluminação, 22f
  de SMAS, 23f
    incisão do, 23f
    marcação da, 23f
Retirada
  de fita, 2f
  de SMAS, 2f

Ritidectomia
  cicatriz após, 58f
    hipertrófica, 58f
  paralisia após, 58f
    do ramo mandibular, 58f
    do nervo facial, 58f
  procedimentos de, 1-3
    planos de dissecção para, 1-3
      mudança anatômica, 1
Ritidoplastia
  cirurgia de, 58f
    hematoma pós-operatório de, 58f
  composta, 3f
  extrusão pós-cirurgia de, 58f
    de fio de sutura, 58f
  subcutânea, 1f

S
Sculptra, 65
Seroma
  no *deep plane facelift*, 55
SMAS (Sistema Músculo Aponeurótico
  Superficial), 18
  dissecção, 19f
    cadavérica, 19f
    estendido, 21-25
      técnica cirúrgica, 21-25
  fita de, 2f
    retirada de, 2f
  no *deep plane*, 37f, 40f
    facelift, 37f, 40f
      abertura do, 40f
      incisão do, 37f
  plicatura do, 2f
  reposicionamento do, 25f
    sutura de suspensão e, 25f
  retalho de, 23f
    incisão do, 23f
    marcação da, 23f
  tração do, 25f
  vetores de, 25f
Smasectomia, 2f
Sulco
  nasogeniano, 63f
    AH em 63f
Sutura
  de suspensão, 25f
    e reposicionamento, 25f
    do SMAS, 25f
  do platisma, 48f
    no periósteo, 48f
    da mastoide, 48f
  no plano profundo, 49

T

TCSC (Tecido Celular Subcutâneo)
  da face, 9
Tecido
  ósseo, 9
    da face, 9
Terapia
  fotodinâmica, 70

Tração
  vetores de, 25*f*
  da pele, 25*f*
  do SMAS, 25*f*

V

Vascularização
  da face, 15